Edita Pospisil

Knoblauch

Gesund bis in die kleinste Zehe

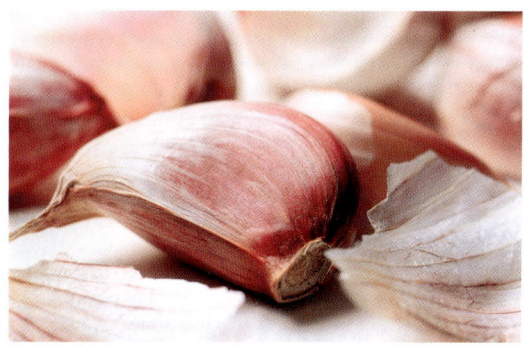

Die tolle Knolle

- Neueste Forschungsergebnisse

- Rezepturen zum Heilen und Vorbeugen

- Wissenswertes über Knoblauchpräparate

Extra: Köstliche Rezepte aus aller Welt

Unter Mitarbeit von Ekkehart Eberhardt

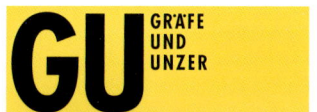

GU GRÄFE UND UNZER

Inhalt

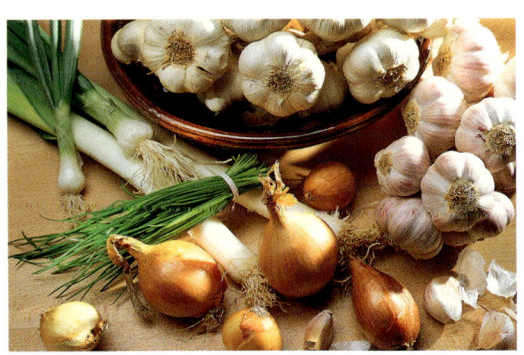

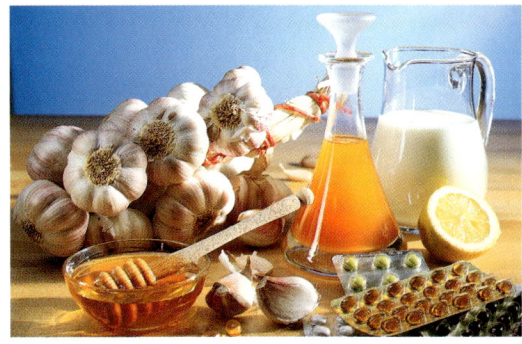

Wichtiger Hinweis

Seit Urzeiten wird Knoblauch als Heilmittel eingesetzt. Er diente
vor allem zur Behandlung von Wunden, Pilzbefall und Darmerkrankungen, sollte vor Infektionen schützen, die Abwehrkräfte
erhöhen und die Potenz stärken. Neueste Forschungsergebnisse
bestätigen die antiseptische und antimykotische Wirkung des
Knoblauchs. In letzter Zeit wird besonders seine vorbeugende Wirkung bei Arteriosklerose und bei Krebserkrankungen erforscht.
Wenn Sie ihn regelmäßig einnehmen, ob frisch in der Küche verarbeitet oder als Fertigpräparat, werden Sie bald spüren, wie Knoblauch Ihr Allgemeinbefinden und Ihre Widerstandskräfte belebt.
Knoblauch ist jedoch kein Wunder- und kein Allheilmittel. Er kann
bei ernsthaften Erkrankungen immer nur unterstützend eingesetzt
werden. Jede Selbstmedikation sollten Sie deshalb mit Ihrem Arzt
besprechen.

Ein Wort zuvor

Knoblauch – Bereits beim Klang des Wortes scheiden sich die Geister: Die einen lauschen verzückt und stellen sich vor ihrem geistigen Auge die knoblauchgespickte Lammkeule und andere köstlich duftende Speisen vor. Die anderen schütteln sich bei dem Gedanken an den »Duft danach«. Viele verbinden den Knoblauch auch mit Lebenslust, Geselligkeit und Sinnenfreude und denken an lichtdurchflutete und mit Knoblauchdüften durchzogene Mittelmeerlandschaften.

Warum aber haben gerade die Bewohner der heißen südlichen Länder den Knoblauch zuerst geschätzt? Knoblauch zählt zu den wenigen Gewürzpflanzen, die zugleich hochwirksame Heilpflanzen sind. Er wirkt antibiotisch und vermag so die mit ihm gewürzten Speisen vor dem Verderb zu bewahren. Gleichzeitig schützt sein Verzehr den Knoblauchfreund vor krankmachenden Bakterien, Viren und Hefen. Das war besonders in Zeiten wichtig, als man das Penicillin noch nicht kannte.

Die schützende und heilende Wirkung des Knoblauchs bei zahlreichen Beschwerden und Erkrankungen ist bereits seit der Antike bekannt. Aber erst in den letzten Jahrzehnten hat sich die moderne Pharmaforschung intensiver mit dem Wirkungsspektrum des Knoblauchs und mit seinen Inhaltsstoffen beschäftigt.

Heute hat der Knoblauch seine Hauptbedeutung in der Vorbeugung gegen Arteriosklerose und ihre Risikofaktoren. Unterstützend wird er unter anderem in der Diabetes- und Krebstherapie eingesetzt. Auch wer unter erhöhtem Leistungsdruck steht, dem verschafft regelmäßiger Knoblauchverzehr mehr Konzentrationsstärke und Widerstandskraft. Darüber hinaus beugt Knoblauch vielen Altersbeschwerden vor.

Wie Knoblauch Ihnen in unterschiedlichen Lebensphasen helfen kann, gegen welche Beschwerden Sie ihn sinnvoll einsetzen und welche Einnahmeform – ob frisch oder als Fertigpräparat – sich für Sie besonders eignet, das erfahren Sie auf den folgenden Seiten. Da Gesundheit und Sinnenfreude zusammenhängen, finden Sie neben Tips für den Anbau im Garten noch eine kleine Auswahl köstlicher, südländischer Rezepte.

Edita Pospisil

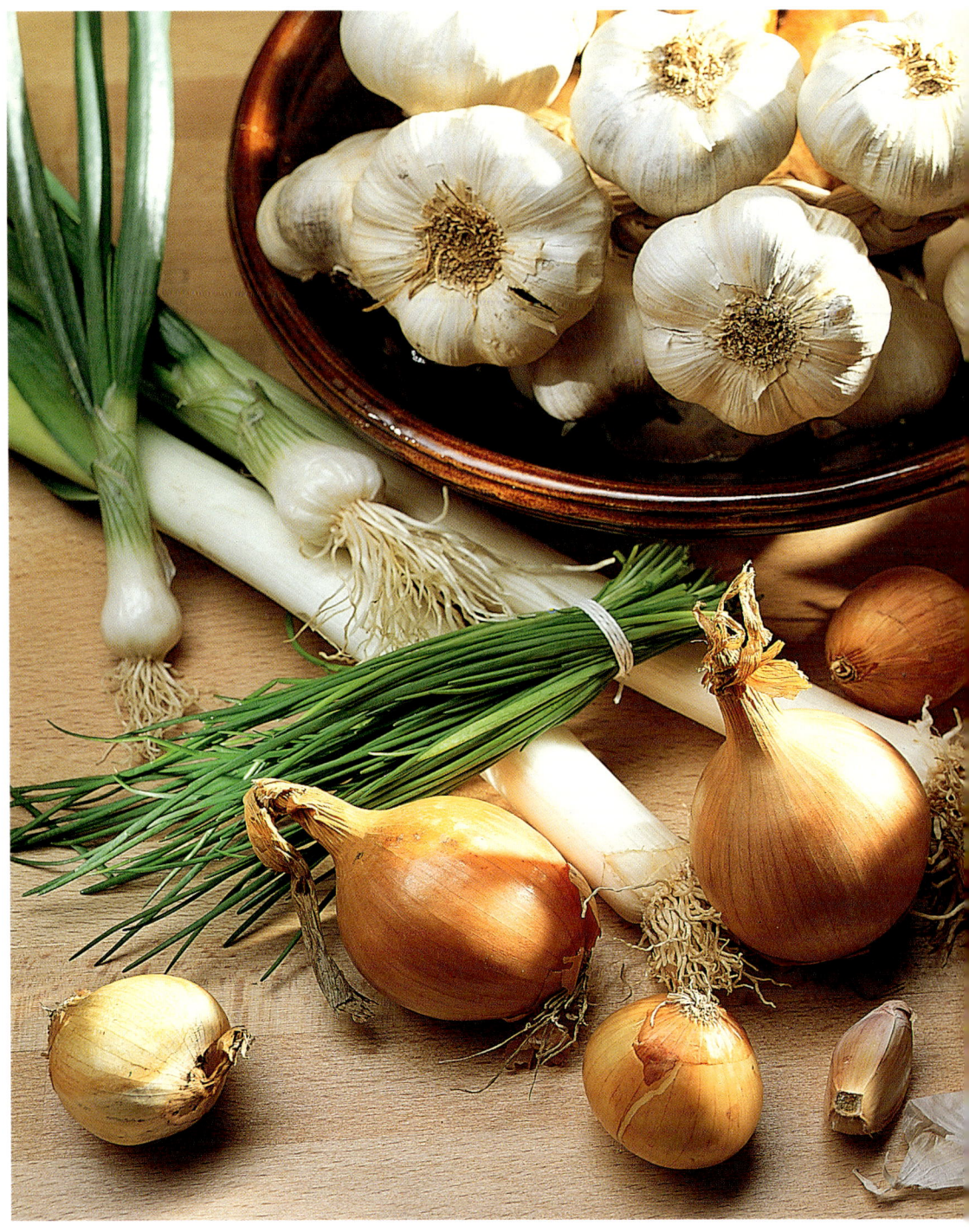

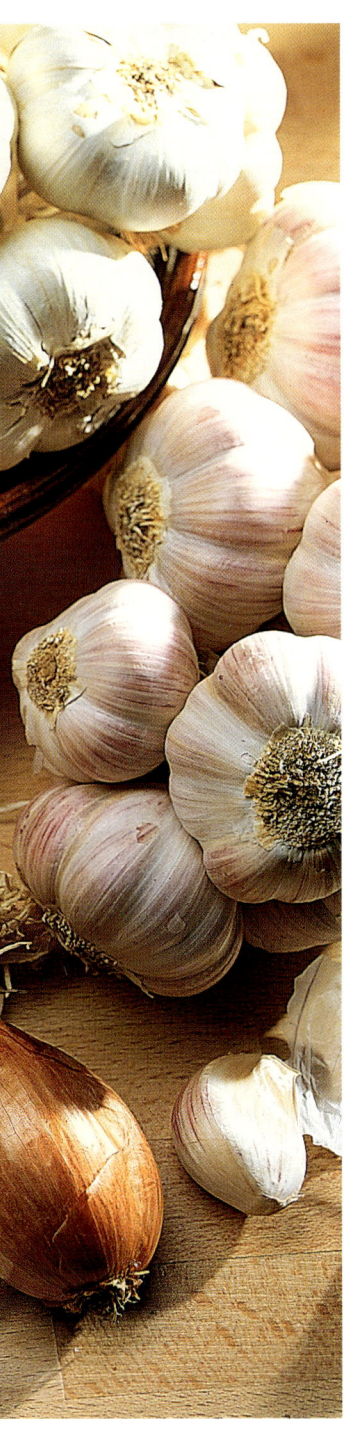

Knoblauch, die uralte Heilpflanze

Schon im Altertum war Knoblauch als Heilpflanze begehrt. Die Sumerer priesen seine segensreichen Wirkungen in Keilschrift. Im alten Rom galt er als Allheilmittel, und Hildegard von Bingen schätzte ihn als wirksame Medizin. Wer im Mittelalter um seine Liebste warb, stärkte sich zuvor mit frischem Knoblauch. Viele der alten Knoblauchrezepturen haben sich bis heute erhalten. Knoblauch wurde frisch verwendet, eingelegt oder als Pulver verarbeitet. Seine kräftigende, heilende und vorbeugende Wirkung beruht auf dem feinen Zusammenspiel seiner Inhaltsstoffe, die inzwischen wissenschaftlich untersucht und getestet wurden. Der Knoblauch führt die Familie der Lauchgewächse an, zu der neben der Zwiebel unter anderen auch der Bärlauch gehört, der ebenfalls als Genuß- und Heilmittel immer beliebter wird.

Eine heilkräftige Familie

**Ein Knob-
lauchfeld:
Die hoch-
wirksame
Knolle steckt
verborgen in
der Erde.**

Der Knoblauch (*Allium sativum*) und seine nächsten Anverwandten wie Küchenzwiebel (*Allium cepa*), Lauch (*Allium porrum*) und Bärlauch (*Allium ursinum*) zählen zu den ältesten Kultur- und Heilpflanzen. Sie gehören zu der rund 700 Arten umfassenden Familie der Liliengewächse. Weitere Verwandte sind die Schalotte (*Allium ascalonicum*) und der Schnittlauch (*Allium schoenoprasum*). Sie unterscheiden sich zwar in Gestalt, Farbe und Wirksamkeit, aber allen gemeinsam ist ein scharf-würziger Geruch und, wenn man die Pflanze anschneidet, ein für diese Arten ganz typischer intensiver Geschmack.

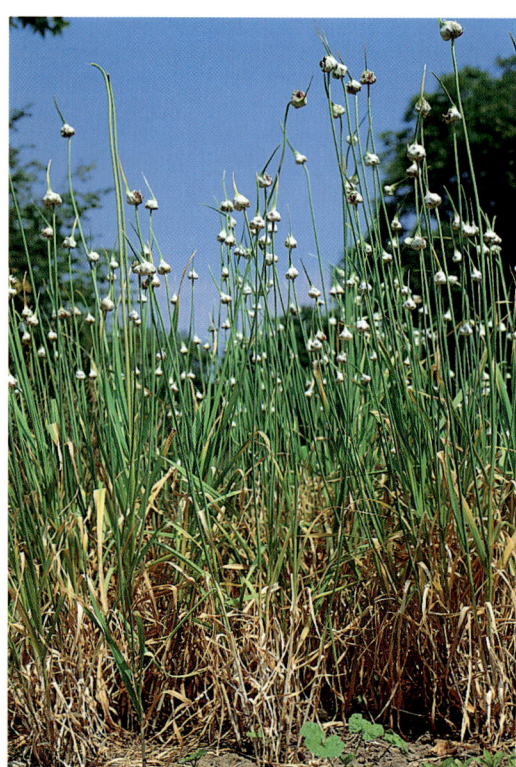

Ein Knoblauchfeld: Die hochwirksame Knolle steckt verborgen in der Erde.

Seit Urzeiten kultiviert

In der überlieferten Volksmedizin standen seit Urzeiten der Knoblauch, die Zwiebel und der Bärlauch im Vordergrund. Darauf läßt für die Zeit, für die uns keine schriftlichen Unterlagen vorliegen, die Verbreitung dieser Pflanzen schließen. Schon in langer Vorzeit wurden die heilkräftigen Alliumarten durch Menschen ausgesät und verbreitet, da dies auf natürlichem Wege nicht möglich war.

**Schon
unsere
Vorfahren
bauten
Knoblauch
an**

Verbreitung durch Menschenhand

So bildet der Bärlauch zwar reichlich Samen – auf einem Quadratmeter wachsen rund

9000 Körner heran, aus denen sich wiederum etwa 2000 Keimlinge entwickeln können. Aber Bärlauchsamen ist schwer. Der Wind kann ihn nicht wegtragen, und selbst eine starke Ameise vermag ihn nur wenige Meter weit zu bewegen. Ursprünglich war der Bärlauch in Mitteldeutschland beheimatet – auch heute noch kann er als »germanische« Alternative zum Knoblauch gesehen werden (siehe Seite 42). Seine länderweite Verbreitung bis beispielsweise weit nach Skandinavien muß wegen der schwer beweglichen Samen durch Menschenhand erfolgt sein.

Ähnliches gilt in noch weit stärkerem Maße für den Knoblauch. Von seiner ursprünglichen Heimat Zentralasien ausgehend wurde der Knoblauch bis heute nahezu über die gesamte bewohnte Erde verbreitet. Seine Hauptanbaugebiete sind heute China, Indien, Korea, Japan, Spanien, Thailand, Ägypten, Südfrankreich, Italien, die Balkan- und osteuropäischen Länder sowie Kalifornien und Argentinien.

Vermehrt sich nicht durch Samen

Da man bereits sehr früh gelernt hatte, daß sich diese Pflanze am einfachsten vegetativ (über die Zehen) vermehren ließ, verlor sie über die Jahrtausende sogar ihre Fortpflanzungsfähigkeit über den Samen. Heutzutage sind Knoblauchsamen – eine Ausnahme bei Pflanzen – steril, das heißt unfruchtbar.

»Die stinkende Rose«

Knoblauch bildet eine 30 bis 90 Zentimeter hohe, ausdauernde Pflanze mit 40 bis 60 sich verkürzenden Wurzeln, die die Knoblauchzwiebel in die Erde ziehen. Die Knoblauchzwiebel ist, je nach Sorte, aus 6 bis 12 oder auch mehr Zehen zusammengesetzt. Sie trägt ihre röhrig, scheidenförmigen Blätter fast nebeneinander um eine Achse angeordnet. Jedes Blatt umschließt am Grunde mehrere Zehen.

Der Duft dieser Rose ist nicht bei jedermann beliebt.

Bereits in den ältesten Quellen, Erzählungen, Sagen und ersten Schriftdokumenten auf Keilschrifttafeln, sind geradezu Huldigungen über die segensreichen Wirkungen des Knoblauchs für das menschliche Wohlbefinden überliefert. Gute Gründe, sich mit dieser *stinking rose*, der »stinkenden Rose«, wie die Amerikaner die duftende Knolle nennen, gründlich zu befassen.

Kulturbegleiter der Menschheit

Früheste Hinweise auf die Verwendung von Knoblauch gehen bis in die Steinzeit zurück. Archäologische Ausgrabungen ergaben darüber hinaus aber auch, daß Knoblauch in der Frühzeit bereits weit in der damals bewohnten Welt verbreitet war. Folgt man den Spuren der Kulturgeschichte der Menschheit von den ersten Anfängen bis heute, so wird sie vom Knoblauch begleitet, wie von sonst kaum einer anderen Pflanze.

Knoblauch in der Alten Welt

Schon die Erbauer der Pyramiden stärkten sich mit Knoblauch.

Erste schriftliche Berichte über den Gebrauch von Knoblauch sind bereits aus der Bauzeit der Cheops-Pyramide bekannt. Der Geschichtsschreiber Herodot überliefert: »An der Pyramide ist in ägyptischer Schrift angegeben, wieviel Geld man an Rettich, Zwiebeln und Knoblauch für die Arbeiter ausgegeben hat. Wenn ich mich recht an die Summe erinnere, die mir der Dolmetscher mitteilte, so waren es 1600 Silbertalente«. Dies sind nach heutigem Geldwert über 5 000 000 DM.

Begehrt bei Arbeitern und Königen

Bei einem anderen Pyramidenbau traten die Arbeiter in den Streik, weil man ihnen die tägliche Ration Knoblauch vorenthielt. Denn der Knoblauch erhielt sie leistungsfähig und schützte sie vor Krankheiten. Und nicht nur bei Arbeitern

Schutz vor Infektionen

Sie priesen die Heilkraft des Knoblauchs

Sumerer	2600–2100 v. Chr.
Cheops	2551–2528 v. Chr.
Papyrus Ebers	etwa 1500 v. Chr.
Tutenchamun	1347–1339 v. Chr.
Moses (Auszug aus Ägypten)	etwa 1225 v. Chr.
Hippokrates	460–375 v. Chr.
Ovid	43 v. Chr.–17 n. Chr.
Aulus Cornelius Celsus	25 v. Chr.–50 n. Chr.
Plinius der Ältere	23–79 n. Chr.
Pedanios Dioskurides	um das 1. Jahrhundert n. Chr.
Karl der Große	768–814
Olaf der Heilige	995–1030
Hildegard von Bingen	1098–1179
Ibn a-Baitar	etwa 1200–1248
Paracelsus	1493–1541
Pier Andrea Matthiolus	1500–1577

stand der Knoblauch hoch im Kurs. In der Grabkammer Tutench-
amuns wurde Knoblauch als Grabbeigabe gefunden.

Eine beliebte Arznei bei den Sumerern Als Gewürz und Arzneimittel war Knoblauch aber auch bei den
Sumerern bekannt und beliebt. Davon künden Keilschrifttafeln aus
der Zeit von etwa 2500 v. Chr.

Knoblauch beliebter als Manna

Sicherlich haben auch die Israeliten in Ägypten die Vorzüge des
Knoblauchs kennen- und schätzengelernt. In der Bibel, im 4. Buch
Mose, Kapitel 11, Vers 5-6, heißt es: »Wir gedenken der Fische, die
wir in Ägypten umsonst aßen, und der Kürbisse, der Melonen, des
Lauchs, der Zwiebeln und des Knoblauchs. Nun aber ist unsere
Seele matt; denn unsere Augen sehen nichts als das Manna.«
Auch der Talmud empfiehlt reichlich Knoblauch zu verzehren,
»denn er sättigt und wärmt den Körper, läßt das Gesicht strahlen,
tötet Parasiten im Darm, erhöht die Samenbildung, steigert die Lie-
beslust und befreit von Eifersucht.«

Knoblauch schmeckte köstlicher als die göttliche Speise

Im alten Indien

In der altindischen Medizin wurde der Knoblauch als wirksame Medizin gegen eine Anzahl verschiedener Krankheiten benutzt. Im Knoblauchlied aus dem *Bower*-Manuskript (frühes 5. Jahrhundert) gibt es einen Hinweis auf die Verwendung als *Aphrodisiakum*. Knoblauch dient hier als »Mittel zur Gewinnung der Männer durch die Frauen für die Vergnügungen auf den Dächern der Häuser.« In vielen Gegenden Indiens verlegte man in den heißen Sommernächten den Schlafplatz auf die nachts kühleren Dächer.

Ein Liebestrank für heiße Sommernächte

Heilender Knoblauch in der Antike

Mit seiner Verbreitung aus dem Orient in die Kulturlandschaften des Mittelmeerraumes wurde auch das Wissen über die medizinische Wirkung des Knoblauchs weitergegeben.

Knoblauch erobert die Mittelmeerländer

Kraft und Mut für die griechischen Athleten

Die frühen griechischen Ärzte verwendeten den Knoblauch ebenfalls in der Heilkunst. *Hippokrates* empfiehlt ihn, um Darm-, Magen- und Lungenkrankheiten zu heilen und um die Monatsblutung anzuregen. Bei den Olympischen Spielen der Antike pflegten die griechischen Athleten vor den Wettbewerben stets eine Knoblauchzehe zu kauen, um Kraft und Mut zu haben. Und da bei den alten Griechen auch Hahnenkämpfe sehr beliebt waren, gab man den Kampfhähnen reichlich Knoblauch, um sie zu erregen und damit aggressiv für den Kampf zu machen. Doping mit Knoblauch!

Auch die Kampfhähne wurden mit Knoblauch gefüttert

Allheilmittel für die Armen im alten Rom

Auch aus dem römischen Imperium sind zahlreiche Berichte über den Knoblauch überliefert. Er galt als *Theriakum* (Allesheiler) der armen Leute. Der Dichter *Ovid* nennt in seiner *Liebeskunst* (*Ars amatoria*) zahlreiche Mittel, die geeignet waren, die Potenz zu steigern – darunter den Knoblauch. Von *Plinius dem Älteren* wissen wir, daß Knoblauch bei zahlreichen Beschwerden verwendet wurde.

Bewährtes Mittel in der Frauenheilkunde

Er schreibt ihm »bedeutende Kräfte« zu und die Knoblauchdämpfe »befördern die Nachgeburt«. Auch bei *Aulus Cornelius Celsus* heißt es, daß Knoblauch »zum Hervorlocken der Regel« diene. Es gibt zahlreiche weitere Hinweise darauf, daß Knoblauch häufig in der frühen Frauenheilkunde eingesetzt wurde.

Auch sind aus dieser Zeit bereits erste Knoblauchzubereitungen bekannt. So wurde Knoblauch mit schwarzen Oliven verrieben. Sicherlich trug die Ölfrucht dazu bei, die Knoblauchwirkstoffe herauszulösen und gleichzeitig besser zu konservieren (siehe Seite 40).

Die Römer legten Knoblauch mit Oliven ein

Gegen Asthma, Gelbsucht und Zahnschmerzen

Wie umfassend Knoblauch wirkt, kann man sehr anschaulich in den Schriften des *Pedanios Dioskurides* (1. Jh. n. Chr.) nachlesen. Er sah im Knoblauch nicht nur ein Mittel, das »zur Unkeuschheit reizt«, sondern auch ein Harntreibe- und Entwurmungsmittel, eine Arznei bei Vergiftungen, Asthma, Gelbsucht, Zahnschmerzen und Hauterkrankungen.

Karl der Große (768–814) schreibt in seiner Verordnung für die Landgüter *(Capitulare de villis)* den Knoblauchanbau vor, weil Knoblauch Lunge und Stimme stärkt und Erkrankungen nach schwerem Essen verhindert.

Knoblauchernte im Italien des 14. Jahrhunderts.

Beliebte Medizin im Mittelalter

Genuß- und Heilmittel

Knoblauch war auch im Mittelalter hochgeschätzt. Wie in den Kräuterbüchern aus dieser Zeit beschrieben, diente er zudem als Mittel, um den Geschlechtstrieb anzuregen. Deshalb versäumten die mittelalterlichen Herzensbrecher mit Rücksicht auf ihre Eroberungen auch nie, jeden Morgen eine Knoblauchzehe zu essen.

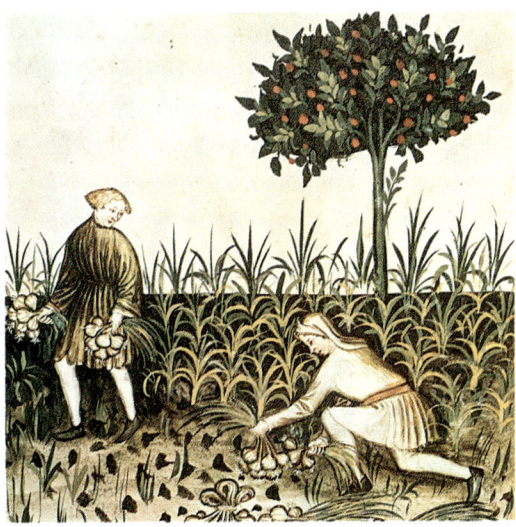

Gegen Husten und Gelbsucht

Paracelsus verordnete Knoblauch gegen die Pest, aber auch als harntreibendes und die Nachgeburt förderndes Mittel sowie als Hustenarznei. Die *Heilige Hildegard von Bingen* verwendete ihn gegen Gelbsucht. Bei Koliken, Nierensteinen, Magenverstimmungen und Blähungen setzte *Pier Andrea Matthiolus* den Knoblauch ein.

In England unbeliebt

Allein die Engländer lehnten den Knoblauch ab. Die puritanische Gesellschaft mochte den Geruch nicht. Verächtlich nannten sie den Erbfeind, die Spanier unter *Phillip II* (1556–1598), »Knoblauchfresser«. Auch *Shakespeare* war gegen die duftende Knolle, und so heißt es auch in seinem *Sommernachtstraum*: »Eßt keinen Knoblauch, denn wir sollen süßen Odem von uns geben«.

Circe hat die Gefährten des Odysseus in Tiere verwandelt. Odysseus erhält von Hermes den schutzbringenden Knoblauch.

Mythen – Sagen – Geschichten

Der griechische Held *Odysseus* verdankt dem Knoblauch sogar sein Leben. Der Knoblauch, den er von dem Götterboten Hermes erhalten hatte, bewahrte ihn vor den Giften des Zaubertranks der Magierin Circe, die damit seine Gefährten in Tiere verwandelt hatte.

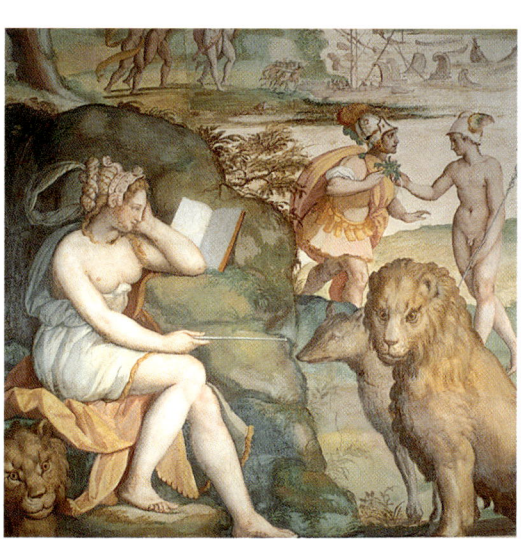

Mittel gegen die Pest

Liebeswerben mit Gesundheitseffekt

In Boccaccios *Dekamerone* wurde der Knoblauch ebenfalls verewigt. In einer der Geschichten bringt ein Jüngling seiner Angebeteten eine Knoblauchknolle und hat damit Erfolg. Wenn man der alten Geschichte nachgeht, macht diese für uns ungewöhnliche Form des Werbens Sinn: Die Paare im Dekamerone hatten sich aufs Land zurückgezogen, um vor der Pest zu fliehen, und über Knoblauch als Mittel gegen die Pest wird in vielen Quellen berichtet.

Knoblauch gegen Vampire

Daß Knoblauch gegen Vampire hilfreich ist, hat sich seit dem Treiben des Grafen Drakula aus den transsylvanischen Bergen mittlerweile weltweit herumgesprochen. Und, getreu dem Sprichwort »Wo Rauch ist, ist auch Feuer«, könnte dies sogar einen medizinischen Hintergrund haben. Ein Erklärungsversuch lautet so:

Man nimmt an, daß Drakula an der selten vorkommenden Krankheit Porphyrie litt. Sie wird durch einen genetischen Enzymdefekt verursacht und führt dazu, daß übermäßig viel Porphyrin, ein Grundbaustein des Blutfarbstoffes, in einer abnormen Form gebildet wird, in der es für die Bildung des Blutfarbstoffes nicht geeignet ist. An Porphyrie Erkrankte haben daher zuwenig Blutfarbstoff, der für die Sauerstoffversorgung des Körpers lebensnotwendig ist. Das vermehrt gebildete Porphyrin wird in der Haut abgelagert. Die Haut von Porphyriekranken ist deshalb extrem lichtempfindlich und wird schon bei minimaler Sonneneinwirkung geschädigt. Vielleicht bevorzugte Drakula deshalb die Nacht und saugte das frische Blut seiner Opfer, um seine Blutarmut zu lindern. Da die schwefelhaltigen Inhaltsstoffe des Knoblauchs nachweislich die Krankheit verschlimmern, könnte dies eine Erklärung für die Abneigung Drakulas gegen Knoblauch sein.

Knoblauch hemmt Entzündungen

In der Sage von *König Olaf von Norwegen, dem Heiligen*, (995–1030) wird erzählt, wie Knoblauch zur Wundheilung eingesetzt wurde: Nach der Schlacht bei Stiklarstadi im Jahre 1030 begaben sich einige verwundete Krieger zu einer heilkundigen Frau, um sich von ihr die Wunden verbinden zu lassen. Nachdem sie diese gereinigt hatte, gab sie den Verletzten Knoblauch und andere Kräuter zu essen. Am Lauchgeruch konnte sie erkennen, ob die Wunde in den Unterleib eingedrungen war oder nicht.

Damit Wunden schneller und besser heilen

Erst 1858 erkannte *Louis Pasteur* die antibakterielle Wirkung des Knoblauchs. 1864 forderte ein amerikanischer General die Bereitstellung von Knoblauch als Antiseptikum – als Mittel gegen Wundinfektionen – für seine Truppen. Noch in unserem Jahrhundert wurde während der zwei Weltkriege Saft aus frischem Knoblauch zur Behandlung der Kriegswunden verwendet.

Knoblauch heute

Kaum eine andere Heilpflanze wurde bisher von der Wissenschaft so genau untersucht wie der Knoblauch. Die wissenschaftliche Forschung begann, als in den 40er Jahren aufgeklärt wurde, daß Knoblauch das Wachstum von Bakterien, Pilzen, Hefen und Viren hemmt. Bis 1987 lagen bereits 1275 wissenschaftliche Studien vor, die belegten, daß Knoblauch in zahlreichen anderen Bereichen heilend und gesundheitsfördernd wirkt. So war es vollkommen gerechtfertigt, daß der Knoblauch 1989 zur »Heilpflanze des Jahres« gekürt wurde.

Erst in den letzten Jahren ist die Knoblauchforschung zu einer aktiven Spezialdisziplin der *Phytomedizin* (Pflanzenheilkunde) geworden. Die Anzahl der Studien hat sich innerhalb der letzten Jahre auf fast das Doppelte erhöht. Heute liegen weltweit etwa 2250 Forschungsarbeiten vor, die die verschiedenen Inhaltsstoffe (siehe Seite 18) und die vielfältigen Wirkungen des Knoblauchs (siehe Seite 23) untersucht haben.

Die Weltproduktion von Knoblauch liegt bei rund 3 Millionen Tonnen. China steuert dazu 23 Prozent bei und ist damit das größte Erzeugerland. Mit 11 Prozent folgt Korea, Spanien mit 9 Prozent, Indien mit 7,6 Prozent und Ägypten mit 7,5 Prozent. Die Knoblauchproduktion in der Europäischen Union beträgt mehr als 310 000 Tonnen. Die Hauptanbauländer sind Spanien, Italien und Frankreich.

Die Deutschen bevorzugen Knoblauchpillen

Durch die verstärkte Reisefreudigkeit und das steigende Angebot internationaler Küchen hat der Knoblauch auch in Deutschland immer mehr Freunde gewonnen und ist heute eigentlich nicht mehr wegzudenken. Und doch ist der Pro-Kopf-Verbrauch von frischem Knoblauch enttäuschend niedrig. Denn er liegt unter 100 Gramm pro Jahr und damit unter der Mindestmenge, die vom Statistischen Bundesamt überhaupt erfaßt werden kann. Demgegenüber stehen Knoblauchpräparate viel höher im Kurs. In Deutschland nehmen über 7 Millionen Menschen regelmäßig Knoblauchpillen ein.

Auch in England immer beliebter

Auch in dem ehemals so abweisenden England hat der Knoblauch heute über die chinesische und indische Küche, die speziell in London immer beliebter wird, einen ersten Brückenkopf erobern können und wird sicherlich noch weitere Freunde finden.

Feste zu Ehren des Knoblauchs

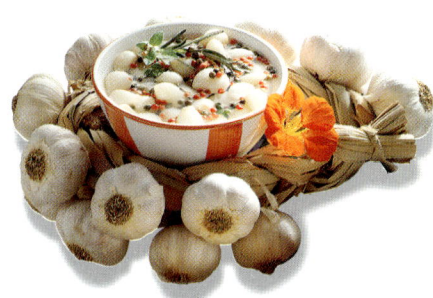

Eine ganze Stadt duftet nach Knoblauch

Dem reinen Genuß von Knoblauch als Speise und Gewürz ist ein jährliches Fest in der selbsternannten »Welthauptstadt des Knoblauchs«, dem kalifornischen *Gilroy*, gewidmet. In einem Umkreis von rund 145 Kilometern wird dort Knoblauch auf einer Fläche von 5600 Hektar angebaut. Das ergibt eine jährliche Ernte von rund 70 000 Tonnen.

Das Knoblauchfestival, ausgerichtet von dem *Garlic-Lovers-Club*, dem »Klub der Knoblauchliebhaber«, findet an zwei Tagen im August statt und bietet eine Reihe von Attraktionen. So gibt es einen Rezept- und Kochwettbewerb, bei dem allein 3 Zentner Knoblauch verbraucht werden. Natürlich gibt es auch eine Miß Garlic, und es wird alles feilgeboten, was man aus der duftenden Knolle herstellen oder mit ihrem Abbild verzieren kann.

Raffinierte Speisen und kunstvolle Knoblauchzöpfe sind bei den Knoblauchfesten zu entdecken.

Doch Amerika ist mit seinem Knoblauchfestival nicht alleine. Im französischen *Uzès*, im Hinterland der Cevennen, findet alljährlich im Juni der größte Knoblauchmarkt Frankreichs statt. Mehr als 150 Tonnen werden an einem einzigen Wochenende an die Knoblauchfreunde und -genießer verkauft. Böse Zungen behaupten, daß noch nach Wochen eine Duftwolke über der Stadt läge und daß man ein Entrecôte nur eine Weile aus dem Fenster zu halten brauche, um es mit Knoblauch zu würzen.

Deutschland kann da natürlich nicht nachstehen. Hier widmet man dem Knoblauch in *Darmstadt*, nahe Frankfurt am Main, alljährlich im August ein Fest. Internationale Knoblauch-Spezialitäten werden angeboten, sogar Eis mit Knoblauch und Knoblauchmarmelade befinden sich darunter.

Vielfältige Inhaltsstoffe

Was ist es nun, was den Knoblauch seit Jahrtausenden als Genuß- wie als Heilmittel so begehrt macht? Mit seiner wissenschaftlichen Erforschung als Heilmittel wurden auch die speziellen Inhaltsstoffe im Knoblauch aufgeschlüsselt und auf ihr Wirkungsspektrum hin untersucht. Wie die meisten pflanzlichen Lebensmittel enthält Knoblauch neben Wasser Kohlenhydrate, Eiweiß, Fett, Ballaststoffe, Vitamine und Mineralstoffe. Da Knoblauch im Unterschied zu anderen Gemüsen in relativ kleinen Mengen verzehrt wird – eine große Knoblauchzehe wiegt höchstens 5 Gramm – ist sein Beitrag zu der Versorgung des menschlichen Körpers mit diesen Nährstoffen vernachlässigbar gering. Hinzu kommt, daß die Kohlenhydrate, die den Hauptnährstoff des Knoblauchs bilden, im menschlichen Verdauungstrakt nicht in den energieliefernden Zucker aufgespalten werden. Als unverdauliche Ballaststoffe werden sie teilweise von den Darmbakterien als Nährstoff genutzt und ansonsten unverwertet ausgeschieden.

Bioaktive Substanzen im Knoblauch

Die eigentliche Bedeutung des Knoblauchs wird anderen Inhaltsstoffen zugeschrieben, die unter den Begriffen sekundäre Pflanzenstoffe oder *bioaktive Substanzen* zusammengefaßt werden. Sie sind es, die in unterschiedlicher Form und unterschiedlichem Ausmaß gesundheitliche Wirkung haben.

Schwefelhaltige Wirkstoffe

Knoblauch enthält an erster Stelle schwefelhaltige Verbindungen (*Sulfide*) in einer Menge, wie sie nach derzeitiger Erkenntnis in keiner anderen Pflanze vorkommen. Die medizinische Bedeutung schwefelhaltiger Verbindungen zeigt sich auch darin, daß zahlreiche Medikamente schwefelhaltig sind, wie zum Beispiel:

- *Sulfonamide* – sie enthalten das Wort Schwefel (lat. *sulfur* = Schwefel) bereits im Namen – werden bei bakteriellen, viralen und mykotischen (Pilzbefall) Infektionen eingesetzt.
- *Penicillin* ist ein schwefelhaltiges Antibiotikum.
- *Sulfonylharnstoffe* senken den Blutzucker, das
- *Probucol* wirkt cholesterinsenkend und
- *Captopril* blutdrucksenkend.

Alliin und Alliinase

Der Ausgangsstoff aller wirksamen Schwefelverbindungen im Knoblauch ist eine schwefelhaltige Verbindung, das *Alliin* (abgeleitet von der botanischen Bezeichnung des Knoblauchs *Allium sativum*). Eine Besonderheit des Knoblauchs ist es, daß das Alliin in der unversehrten Knoblauchzwiebel räumlich von dem Enzym *Alliinase* getrennt ist. Sie befinden sich in unterschiedlichen Zellabteilungen. Das Alliin ist geruchlos. Man merkt es daran, daß frischer Knoblauch kaum riecht.

Zwei Stoffe, die erst gemeinsam wirken
Das Wirkprinzip von Knoblauch geht erst aus der Reaktion zwischen Alliin und Alliinase hervor. Wenn der Knoblauch zerschnitten, gekaut oder in der Knoblauchpresse zerquetscht wird, kommen die beiden Inhaltsstoffe zusammen. Unter dem Einfluß von Alliinase entsteht aus Alliin das wirksame *Allicin*. Allicin macht sich durch die knoblauchtypische Duftwolke bemerkbar.

Wird der Knoblauch bearbeitet, kommen Alliin und Alliinase zusammen, und es entsteht Allicin. Aus ihm gehen die wirksamen Folgeprodukte hervor.

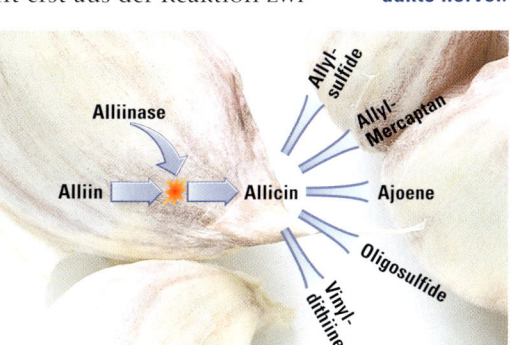

Allicin – Muttersubstanz der Wirkstoffe

Allicin ist nicht stabil. Es wird als Muttersubstanz bezeichnet, weil aus ihm in vielfältigen Abbau- und Umbaureaktionen – vergleichbar mit einer Kaskade – verschiedene schwefelhaltige Folgeprodukte entstehen.
Das wichtigste Umwandlungsprodukt des Allicins ist das Diallyldisulfid. Gleichfalls entstehen Allyl-Mercaptan und Diallylmono-

Auf den Alliingehalt kommt es an

Alliin und Alliinase gelten als Leitsubstanzen für Frischknob-
lauch und Knoblauchtrockenpulver-Präparate. Das bedeutet:
Der Anteil an Wirkstoffen des Knoblauchs steht und fällt mit
der Ausgangsmenge an Alliin und der Aktivität der Alliinase.
Der Alliingehalt handelsüblicher Knoblauchsorten schwankt je
nach Herkunft und Sorte erheblich und liegt zwischen 0,1 bis
1,5 Prozent. Den höchsten Alliingehalt soll der in China ange-
baute Knoblauch aufweisen.

Sie riechen und schmecken stark sulfid. Diese Sulfide sind noch geruchs- und geschmacksintensiver
als Allicin und machen sich nach dem Verzehr sowohl von fri-
schem wie auch gekochtem Knoblauch und von Knoblauchpulver-
Präparaten (Dragees) in der Atemluft schnell bemerkbar.

Je nachdem, wie der Knoblauch be- oder verarbeitet wird, entstehen aus den geruchsintensiven Sulfiden mehr oder weniger stabile
geruchlose Umbauprodukte wie Vinyldithiine, Oligosulfide und
Ajoene. Sie zählen zu den Hauptwirkstoffen in Knoblauch-Ölmaze-
rat-Präparaten – das heißt in Präparaten aus Knoblauchauszügen
(Kapseln, siehe Seite 76).

Im Knoblauch-Preßsaft entstehen aus Allicin innerhalb einer
Woche als stabile Endprodukte die Oligosulfide – ein Gemisch verschiedener Schwefelverbindungen.

Auch andere Stoffe sind wirksam Neben den Umwandlungsprodukten des Allicins sind noch andere
Schwefelverbindungen in Knoblauch und seinen Zubereitungen
vertreten, die zur Knoblauchwirkung beitragen. Dazu gehören beispielsweise die Gamma-Glutamylpeptide.

Schwefelfreie Wirkstoffe

Knoblauch enthält auch schwefelfreie Bestandteile, die als bioaktive Wirkstoffe erkannt wurden. Möglicherweise tragen diese sogar
entscheidend zur Gesamtwirkung des Knoblauchs bei. Das sind beispielsweise *Adenosin, Garlicin, Saponine, Flavonoide,* Spurenelemente
wie *Selen* und *Phytosterole, Scordinine* und andere. Interessanterweise
kommt im Knoblauch auch *Salicylsäure* vor – der Wirkstoff, der die
Grundsubstanz des bekannten Aspirin ist.

Inhaltsstoffe des Knoblauchs

Allgemeine Inhaltsstoffe	Bioaktive Substanzen
Wasser	Schwefelhaltige Verbindungen
Eiweiß	Alliin
Fett	Gamma-Glutamylpeptide
Mineralstoffe:	Schwefelfreie Verbindungen
Natrium	Adenosin
Kalium	Garlicin
Magnesium	Scordinine
Calcium	Saponine
Phosphor	Flavonoide
Eisen	Phytosterole
Mangan	
Zink	
Selen	
Vitamine:	Enzyme
B 1	Alliinase
B 2	
Niacin	
Vitamin C	

Was riecht, wirkt auch

Die Schwefelverbindungen aus dem Knoblauch werden durch die Schleimhäute im Mund und im Magen-Darm-Trakt rasch aufgenommen. Im Körper unterliegen sie einem intensiven Stoffwechsel. Ihre Umwandlungsprodukte werden schließlich über die Lunge mit der Atemluft, zum überwiegenden Teil über die Leber (sie reichern sich in der Galle an) und den Darm sowie über die Nieren mit dem Harn ausgeschieden. Ein kleiner Teil wird über die Mundschleimhaut und die Haut abgegeben.

Auch die Haut riecht

Es sind also die Schwefelverbindungen, die den knoblauchtypischen Geruch verursachen. Dieser macht sich besonders intensiv bemerkbar, wenn Sie rohen Knoblauch gegessen haben. Viele Knoblauchliebhaber verzichten deshalb – sehr zu ihrem Leidwesen – auf den regelmäßigen Genuß der wertvollen Knolle aus Rücksicht

Damit Sie nicht verzichten müssen

Eine »Lobby«
für den
Knoblauch

auf ihre Umwelt. Gibt es ein Geheimrezept gegen die »Knoblauch-
fahne«? Die wirksamste Maßnahme wäre sicher, Knoblauch auch
in den nördlicheren Regionen Europas noch salonfähiger zu
machen. Je mehr Menschen Knoblauch essen, desto weniger stellt
sich das Geruchsproblem. Bis sich der Knob-
lauch jedoch auf breiterer Ebene durchgesetzt
hat, hier einige Tips, wie Sie die unliebsame
Wolke zumindest eindämmen können:

Tips gegen Knoblauchgeruch

● Der bekannte Kräuterpfarrer Johann Künzle
kannte verschiedene Mittel, um den Knoblauchgeruch zu verhindern: das Kauen von grü-
nen (chlorophyllhaltigen) Kräutern wie Petersilie,
Rauke, Pfefferminze, Majoran oder Thymian.
● Damit man aber nun nicht als »wandelndes
Gewürzregal« herumlaufen muß, empfehle ich aus Erfahrung
Chlorophyll-Dragees aus der Apotheke.
● Wenn Sie Knoblauchzubereitungen täglich zu sich nehmen
oder kurmäßig anwenden, eignet sich zum Nachspülen beson-
ders gut ein Glas Milch.
● Nach knoblauchreichen Gerichten tun auch ein Glas Rot-
wein oder ein Verdauungsschnaps wie Grappa oder Korn gute
Dienste.
● Knoblauch wird aber auch über die Haut ausgeschieden. Des-
halb empfiehlt es sich, peinlichst auf körperliche Hygiene zu
achten. Duschen Sie täglich, und wechseln Sie auch jeden Tag
Ihre Wäsche und Kleider.
● Es gibt jedoch Menschen, die aufgrund ihres besonderen
Stoffwechsels die Abbauprodukte des Knoblauchs zum größe-
ren Teil über die Haut und den Atem ausscheiden. In diesen
Fällen wird auch die sorgfältigste Körperhygiene nicht dagegen
ankommen. Wer stark unter Knoblauchgeruch zu leiden hat,
sollte auf die geruchsfreien Knoblauchölkapseln zurückgreifen
und den Genuß von knoblauchreichen Gerichten auf das
Wochenende beschränken.

Sie
mildern den
Knoblauch-
duft: Milch
und frische,
grüne
Kräuter.

So wirkt Knoblauch

Ein Mittel für viele Beschwerden Wie der Blick in die Geschichte des Knoblauchs (siehe Seite 10 bis 16) gezeigt hatte, kann Knoblauch eine lange Tradition als Naturheilmittel aufweisen. Die Volksmedizin kannte und schätzte seine vielfältigen Wirkungen aufgrund ihres jahrhundertealten Erfahrungswissens. Man setzte ihn als Schutz vor Infektionen, bei Magen-Darmerkrankungen, bei Pilzbefall und zur Säuberung und Behandlung von Wunden ein. Auch in der Frauenheilkunde wurde der Knoblauch geschätzt. Neben seinen heilenden Eigenschaften versprach er höhere geistige und körperliche Leistungskraft, eine Steigerung der Potenz und langanhaltende Jugend. Die Erkenntnisse der modernen Forschung, die vor allem auch auf Studien mit standardisierten Knoblauchpräparaten (siehe Seite 75) beruhen, konnten schließlich das außerordentlich breite Wirkungsspektrum des Knoblauchs bestätigen.

Was die moderne Forschung bestätigt

Knoblauch wirkt vielfältig

Knoblauch ...

- läßt Krankheitserregern keine Chance (er wirkt antibiotisch/antimikrobiell)
- hilft gegen Wurmerkrankungen (antiparasitär)
- hemmt Entzündungen
- fördert die Verdauung
- senkt den Cholesterinspiegel
- fängt freie Radikale ab (antioxidativ)
- beugt Thrombosen vor (antithrombotisch)
- reguliert den Blutdruck
- gleicht den Blutzucker aus
- verringert das Arterioskleroserisiko
- wirkt vorbeugend gegen Krebserkrankungen (antikanzerogen)
- stärkt die Abwehrkräfte (immunmodulierend)
- hilft dem Organismus, Schadstoffe loszuwerden
- verbessert das Allgemeinbefinden

Läßt Krankheitserregern keine Chance

Die Wirkstoffe des Knoblauchs können krankheitserregende Mikroorganismen abtöten oder sie in ihrem Wachstum hemmen. Die antibiotische beziehungsweise antimikrobielle Wirkung des Knoblauchs ist bereits seit dem Altertum bekannt. Noch während des Zweiten Weltkrieges wurde Knoblauch als *Antiseptikum* (= Mittel, das verhindert, daß Bakterien sich ausbreiten) gegen Wundbrand eingesetzt.

Damit die Bakterien sich nicht ausbreiten können

Knoblauch wirkt vom Kopf bis in die kleinste Zehe und schützt von außen wie innen.

Bei Laboruntersuchungen hat man festgestellt, daß frischer Knoblauchsaft noch in einer Verdünnung von 1:125 000 das Wachstum von unterschiedlichen Bakterien, die vielfältige Erkrankungen wie zum Beispiel Atemwegserkrankungen, Magen- und Darmerkrankungen oder eitrige Entzündungen verursachen, eindämmt. Ebenso wirkt er gegen Viren, Hefen und Pilze.

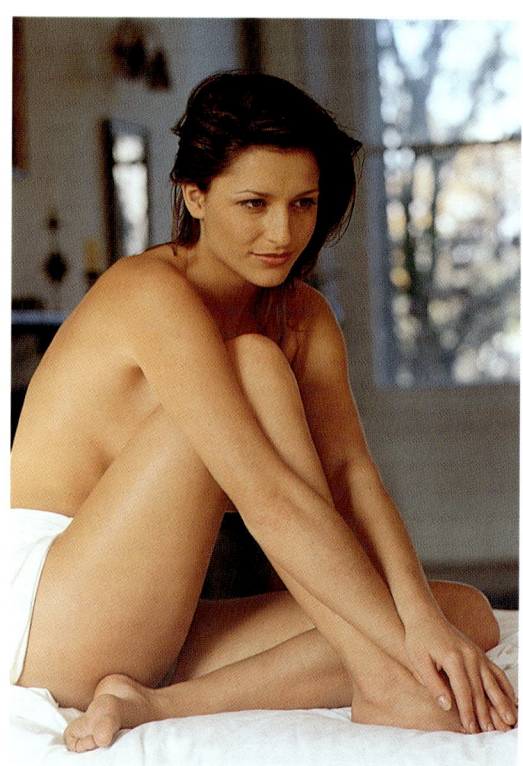

Viren

Viren sind winzige Krankheitserreger, die sich nur im lebenden Gewebe vermehren. Sie verursachen beispielsweise grippale Infekte oder Herpesinfektionen (Bläschen im Mund- und Lippenbereich, aber auch an den Geschlechtsorganen). Sie werden leicht von einem Menschen auf den anderen übertragen – über den direkten Kontakt, aber auch über Tröpfchen in der Atemluft, über die Nahrung oder Insektenstiche.

 Knoblauch wirkt gegen die Krankheitserreger und kann Ihnen gute Dienste leisten, wenn Sie einer Virusinfektion vorbeugen oder sie bekämpfen wollen.

Hefen und Pilze

Pilzer-krankungen nehmen zu

Hefen und Pilze sind häufig die Ursache für Frauenleiden (Erkrankungen im Vaginalbereich) oder für ungesunde Gärungsprozesse im Darmtrakt. Zudem lösen Pilze oft verschiedene Hautinfektionen und Schleimhauterkrankungen der Mundhöhle aus. Pilzerkrankungen *(Mykosen)* haben in den letzten Jahren in bedrohlichem Maße zugenommen – auch deshalb, weil nur eine begrenzte Anzahl von antibiotisch wirksamen Medikamenten zur Verfügung steht. Die Mehrzahl dieser Antibiotika besitzt nur ein schmales *antimykotisches* (= gegen Pilze gerichtetes) Wirkungsspektrum. Andere wirksame Substanzen haben zum Teil erhebliche Nebenwirkungen.

■ Knoblauch wirkt nicht nur vorbeugend gegen Pilzerkrankungen. Er verspricht auch bei bereits festgestellten, akuten Erkrankungen gute Heilungserfolge.

Allicin als natürliches Antibiotikum

Der Hauptwirkstoff ist hier das *Allicin* (siehe Seite 19). Ein Milligramm davon entspricht in seiner antibiotischen Aktivität 15 I.E. Penicillin. Das sind zwar »nur« 1 Prozent der Penicillinwirkung; interessant dabei aber ist, daß das Wachstum von krankheitserregenden Mikroorganismen durch Knoblauch auch dann verhindert wird, wenn diese gegen Penicillin resistent sind. Antibiotisch wirken neben Allicin auch die schwefelfreien Inhaltsstoffe – Scordinine und Garlicin (siehe Seite 20).

Nicht auf eigene Faust!

Gemeinsam mit dem Arzt entscheiden

Lassen Sie sich jedoch nicht dazu verleiten, Knoblauch eigenständig als Ersatz für ein vom Arzt verschriebenes Antibiotikum einzusetzen. Schwere Entzündungen, Virus- und Pilzerkrankungen gehören immer in die Hand des Arztes, der dann auch in Absprache mit Ihnen das geeignete Medikament festsetzen wird. Besprechen Sie mit ihm, wie Sie Knoblauch verwenden können – ob als Heilmittel oder unterstützend zu einer notwendigen antibiotischen Therapie.

Mit Knoblauch vorbeugen

Heute werden die empirischen Erkenntnisse über die antibiotische Wirkung des Knoblauchs von der modernen Medizin- und Pharmaforschung nicht mehr vordergründig verfolgt, da die Pharmaindustrie Antibiotika in vielfältigen Formen und in ausreichender Menge anbietet. Man setzt frischen Knoblauch deshalb nicht so sehr ein, um die oben genannten akuten Erkrankungen zu behandeln, sondern vielmehr, um ihnen vorzubeugen.

Das Hauptgewicht liegt auf der Vorbeugung

Hilft gegen Wurmerkrankungen

Frischer Knoblauch lähmt die Darmparasiten.

Als Entwurmungsmittel ist Knoblauch seit altersher bekannt. Die bekanntesten Darmparasiten, die den menschlichen Darm befallen, sind die vor allem bei Kindern häufig vorkommenden Madenwürmer, aber auch Spul- und Bandwürmer. Die ungereiften Wurmeier bohren sich in die Dickdarmwand ein und führen zu Entzündungen. Die Wurminfektion macht sich durch Afterjucken, Bauchschmerzen, Appetitlosigkeit und Gewichtsverlust bemerkbar.

■ Besonders frischer Knoblauch bewirkt in höherer Dosierung eine Lähmung der Darmparasiten, so daß sie widerstandslos mit dem Stuhl ausgeschieden werden können. Hier wirken die schwefelhaltigen Folgeprodukte des Allicins, die nach dem Knoblauchverzehr im Darm entstehen.

Hemmt Entzündungen

Wenn der Körper sich wehrt

Entzündungen sind überschießende Abwehrreaktionen unseres Körpers, mit denen er Schädigungen von innen wie von außen auszugleichen versucht. Innere Schäden sind zum Beispiel Verletzungen der Innenwand der Blutgefäße durch einen zu hohen Blutdruck. Schäden von außen entstehen durch Verletzungen,

UV-Strahlung, Verbrennungen, Insektenstiche und den anschließenden Befall durch Mikroorganismen. Bei der Abwehrreaktion versucht der Körper durch vielfältige Stoffwechselprozesse die Ursache zu entfernen und das geschädigte Gewebe zu reparieren. Charakteristische Enzündungsreaktionen sind Rötungen, Schwellungen und Schmerzen.

■ Die entzündungshemmende Wirkung von Knoblauch ist seit langer Zeit bekannt. Heute ist sie wissenschaftlich bestätigt. Die *Ajoene* und die schwefelfreien, kortisonähnlich wirkenden *Saponine* sind hierbei die wirksamen Substanzen. Sie unterdrücken die überaktiven Abwehrreaktionen des Körpers.

Rötungen und Schwellungen gehen zurück

Leichte Wunden wie Schürfwunden können Sie mit Knoblauch behandeln.

Fördert die Verdauung

Verdauungsstörungen beruhen häufig auf einem Mangel an Verdauungssäften und Galle, auf bakteriell bedingten Fäulnis- und Gärungsvorgängen sowie auf Störungen der Darmperistaltik (Eigenbewegung des Darmes). Sie können sich in Völlegefühl, kolikartigen Krämpfen, Blähungen oder Durchfall zeigen.

■ Knoblauch regt die Bildung der Verdauungssäfte und der Galle an und sorgt dafür, daß sie vermehrt in den Darmtrakt ausgeschüttet werden. Die Nahrung wird dann schneller und besser verdaut. Darüber hinaus wirkt Knoblauch krampflösend auf die Darmmuskulatur. Durch seine antimikrobielle Wirkung (siehe Seite 24) werden krankmachende Mikroorganismen, die Fäulnis- und Gärungsvorgänge im Darm verursachen, abgetötet und damit Blähungen beseitigt.

Entkrampft den Darm

Senkt den Cholesterinspiegel

Cholesterin ist ein lebensnotwendiger Fettstoff, der im Blut, gebunden an bestimmte Eiweiße (*Lipoproteine*), befördert wird. Es ist Baustein aller Zellwände und der Isolierschicht unserer Nervenzellen, notwendig für die Bildung der Gallensäuren, des Vitamins D und der Sexualhormone. Cholesterin wird aus gesättigten Nahrungsfetten im Körper (hauptsächlich in der Leber) selbst gebildet. Wir nehmen es aber auch reichlich mit der Nahrung – vor allem mit tierischen Lebensmitteln – auf. Die moderne Ernährung, die meist zu reich an gesättigten tierischen Fetten ist, führt dazu, daß der Cholesterinspiegel im Blut ansteigt.

Tierische Fette vermehren das Cholesterin

Das »gute« und das »böse« Cholesterin

Beim Cholesterin unterscheiden wir zwei Formen: LDL-Cholesterin *(low density lipoprotein)* – man spricht auch von dem »bösen« Cholesterin – und HDL-Cholesterin *(high density lipoprotein)*, das »gute« Cholesterin. Wenn der LDL-Cholesterinspiegel im Blut erhöht ist, lagert sich vor allem seine oxidierte Form in den Gefäßwänden ab. Das schädigt die innere Auskleidung der Arterien und führt zu entzündlichen Veränderungen, so daß die Arterien sich im Laufe der Zeit verhärten (verkalken) und immer weiter verengen. Die Folge ist auf lange Sicht allgemeine Arterienverkalkung *(Arteriosklerose)*. HDL-Cholesterin nimmt dagegen das abgelagerte LDL-Cholesterin auf und transportiert es zur Leber, wo es zu Gallensäuren abgebaut wird (siehe auch Tabelle, Seite 31).

Die Folgen von zu viel LDL-Cholesterin

Knoblauch gleicht aus

Zahlreiche wissenschaftliche Untersuchungen haben gezeigt, wie Knoblauch den Cholesterinspiegel positiv beeinflußt. Knoblauch greift in den Cholesterinstoffwechsel auf mehrfache Weise ein: Zum einen hemmt er die Bildung von LDL-Cholesterin und anderen Blutfetten *(Triglyceride)* in der Leber, und zum anderen bewirkt er, daß das LDL-Cholesterin aus der Blutbahn ins Gewebe, wo es benötigt wird, abtransportiert wird. Ferner beschleunigt Knoblauch den Abbau der Triglyceride, wodurch der Anteil des gefäßschützenden HDL-Cholesterins steigt.

Senkt das LDL- und erhöht das HDL-Cholesterin

■ Die Untersuchungen ergaben, daß hierbei verschiedene schwefelhaltige *Allicin-Umbauprodukte* (siehe Seite 20) wirksam in das
Geschehen eingreifen. Daneben ist auch das schwefelfreie *Adenosin*
(siehe Seite 20) beteiligt. Es verhindert die Cholesterinaufnahme
aus dem Darm und fördert seine Ausscheidung aus dem Körper
über den Stuhl.

Schädliches Cholesterin wird schneller ausgeschieden

Fängt freie Radikale ab

Wenn es um den Schutz vor Arterienverkalkung (siehe auch Arteriosklerose, Seite 32) geht, kommt es nicht allein darauf an, den
LDL-Cholesterinspiegel zu senken. Die Gefäßschädigung wird von
oxidiertem LDL-Cholesterin verursacht. Hier kommen die *antioxida-
tiven* Eigenschaften des Knoblauchs zum Tragen.

Freie Radikale oxidieren das Cholesterin

Urheber für den Oxidationsprozeß sind die sogenannten *freien
Radikale*. Das sind sowohl im Stoffwechsel entstehende wie auch
von außen, zum Beispiel mit Zigarettenrauch, zugeführte, schädliche Sauerstoffverbindungen, die das LDL-Cholesterin oxidieren,
das heißt chemisch so verändern, daß es bevorzugt in die Blutgefäße eingelagert wird.

Auch Vitamin E und C wirken gegen die freien Radikale

■ Knoblauch fängt die freien Radikale ab und verhindert so, daß
sich arteriosklerosefördernde oxidiertes LDL-Cholesterin bildet.

Regelmäßig einnehmen

Wie Untersuchungen bestätigten, wirkt *Allicin* in Form seiner
Umwandlungsprodukte als Antioxidans und Radikalfänger
sowohl in frischem Knoblauch wie auch in Knoblauchpräparaten. Mit beteiligt sind auch die im Knoblauch vorkommenden
Flavonoide. Ganz wesentlich ist jedoch, daß Sie Knoblauch *regelmäßig* und *über längere Zeit* zu sich nehmen, wenn Sie der Arterienverkalkung wirksam vorbeugen wollen.

Beugt Thrombosen vor

Im gesunden Körper ist das Blutgerinnungssystem im Gleichgewicht. Mit zunehmendem Lebensalter, durch Stoffwechselstörun-
gen und Rauchen zum Beispiel kann es aus der Balance geraten.   **Rauchen als**
Dabei erhöht sich die Neigung der Blutplättchen (*Thrombozyten*)   **Risikofaktor**
zusammenzuklumpen. Die Fließfähigkeit des Blutes wird auf diese
Weise vermindert. Sind die Arterienwände durch Arteriosklerose
geschädigt, können nun dort die zusammengeklumpten Blutplättchen anhaften und Blutgerinnsel (*Thromben*) bilden. Wird ein Blutgerinnsel von der Gefäßwand weggerissen und mit dem Blut fortge-
tragen, kann es eine Arterie verstopfen. Die Folgen können ein

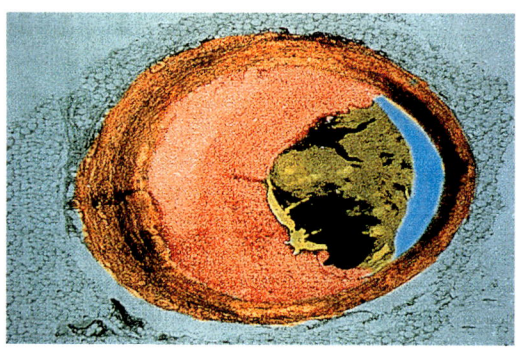

Herzinfarkt, ein Gehirnschlag
oder Durchblutungsstörungen
in den Beinen (»Raucherbein«)
sein.

Knoblauch wirkt anti-
thrombotisch

Knoblauch verbessert die
Fließeigenschaften des Blutes.
Das Blut wird dünnflüssiger und
strömt schneller durch die
Die zusam- Gefäße. Dadurch lagern sich die Blutplättchen nicht mehr so häu-
menge- fig an den Gefäßwänden an. Auch feinste Blutgefäße, beispiels-
klumpten weise an den Fingerkuppen, in den Zehen und der Haut, werden
Blutplätt- besser durchströmt und mit Sauerstoff und Nährstoffen versorgt.
chen haben Wer an mangelnder Durchblutung leidet und deshalb zum Beispiel
an den ge- häufig kalte Hände und Füße hat, wird bald eine wohltuende Besse-
schädigten rung verspüren.
Arterien-
wänden ein ■ Vor allem das *Allicin* im Knoblauch und seine Umwandlungspro-
gefährliches dukte – *Ajoen* und *Sulfide* – verhindern, daß sich die Blutplättchen
Blutgerinn- zusammenklumpen *(Thrombozytenaggregation)*. Sie vermögen sogar
sel gebildet. schon gebildete Blutgerinnsel aufzulösen, wie es beispielsweise
auch vom Aspirin bekannt ist. Mit verantwortlich sind aber auch
das ebenfalls im Knoblauch vorkommende *Adenosin* und die *Scordi-*
nine (siehe Seite 20).

Reguliert den Blutdruck

Das Blut fließt leichter Knoblauch verbessert nicht nur die Fließeigenschaften des Blutes. Er trägt gleichzeitig dazu bei, daß die Gefäße sich erweitern und reguliert auf diese Weise den Blutdruck. Wenn die Gefäße weiter werden, muß das Herz keinen so hohen Druck aufwenden, um das Blut durch die Arterien zu pumpen. Aus neuesten Forschungsergebnissen ist bekannt, daß Bluthochdruck und *Angina pectoris* (Durchblutungsstörungen des Herzmuskels) außerdem durch niedrige Stickoxidwerte im Blut begünstigt werden. Bemerkenswert ist, daß Knoblauch die Bildung an Stickoxid im Blut erhöht und auch auf diese Weise den Blutdruck positiv beeinflußt.

■ Die Gefäßerweiterung durch Knoblauch wird teilweise auf die Erschlaffung der glatten Muskulatur in den Gefäßwänden zurückgeführt. Besonders die in Knoblauch enthaltenen, jedoch nicht aus Allicin stammenden, schwefelhaltigen *Gamma-Glutamylpeptide* spielen hierbei eine Rolle.

Richtwerte für Blutfette und Blutdruck

Lassen Sie regelmäßig Ihre Blutfettwerte und Ihren Blutdruck kontrollieren, damit Sie rechtzeitig gegensteuern können.

Achten Sie auf Ihre Cholesterinwerte und auf Ihren Blutdruck

Richtwerte für Blutfette in mg/dl

	Gesamt-Cholesterin	LDL-Cholesterin	HDL-Cholesterin
normal	< 200	< 135	> 45
grenzwertig	200–250	135-175	35–45
schädlich	> 250	> 175	< 35

Richtwerte für Blutdruck in mmHg systolisch/diastolisch

normal	< 140/90
grenzwertig	140/90–160/95
schädlich	> 160/95

< unter   > über

Verringert das Arterioskleroserisiko

Bei der Arterienverkalkung oder *Arteriosklerose* wird die innere Auskleidung der Arterien durch zuviel Cholesterin, Nikotin oder einen
zu hohen Blutdruck geschädigt. Auch Übergewicht und zu hohe
körperliche und seelische Belastung gehören zu den Risikofaktoren.
Der Organismus reagiert darauf und bildet an den verletzten Stellen
der Arterien in krankhafter Form vermehrt Muskelfasern und Bin-
degewebe. Später treten dann Verkalkungen auf. Dadurch werden

**Die
Ablagerungen
verengen die
Blutgefäße**

die Blutgefäße eingeengt oder ganz verschlossen. Häufig verantwortlich für den Verschluß einer Arterie sind die Blutgerinnsel, die
sich an den arteriosklerotisch veränderten Arterienwänden bilden
(siehe Seite 30). Kommt es zu einem plötzlichen Verschluß einer
Arterie, kann diese die entsprechenden Gewebeanteile nicht mehr
ausreichend mit Sauerstoff und Nährstoffen versorgen, und sie ster-
ben ab. Dadurch kommt es zu einem Herzinfarkt oder Schlaganfall.
Betroffen sein können aber auch die Blutversorgung der Augen
(Erblindung), die Beinarterien (Raucherbein) und viele andere Kör-
perfunktionen mehr.

■ Knoblauch senkt die Blutfette, reguliert den Blutdruck und
beeinflußt darüber hinaus auch die übrigen Risikofaktoren der
Arteriosklerose positiv. Dadurch hilft er, der Arteriosklerose vorzubeugen. Wenn der Arzt schon eine Erkrankung festgestellt hat, fördert der Knoblauch den Heilungsprozeß.

**Vorbeugen
und die
Heilung
beschleu-
nigen**

Vorsicht – Arteriosklerosegefahr!

Risikofaktoren	Erste Krankheitszeichen
● Erhöhte Blutfette (Cholesterin, Triglyzeride)	● körperlicher und geistiger Leistungsabfall
● Bluthochdruck	● Schlafstörungen
● Rauchen	● Schwindel
● Diabetes mellitus	● Kopfschmerzen
● Übergewicht	● Gedächtnisschwäche
● negativer Streß	● Herzbeschwerden wie Engegefühl in der Brust oder Beinschmerzen beim Gehen

Gleicht den Blutzucker aus

Das Hormon Insulin hält den Blutzuckerspiegel innerhalb des Normalbereichs. Insulin senkt den Blutzuckerspiegel, wenn er nach der Nahrungsaufnahme erhöht ist. Es wirkt wie ein Schlüssel, der die Zellen fähig macht, den Zucker aufzunehmen und je nach Bedarf als Energiequelle zu nutzen oder als Energiereserve in Glykogen **Die Zellen** umzuwandeln und zu speichern. Wenn zuwenig Insulin gebildet **leiden an** wird oder seine Wirkung auf die Zellen gestört ist – wie es bei Dia**Energie-** betes der Fall ist –, bleibt der Blutzuckerspiegel dauerhaft erhöht, **mangel** während die Zellen an Energiemangel leiden (siehe auch Diabetes, Beschwerdenteil Seite 58).

Knoblauch reguliert den Blutzucker

Klinische Forschungen haben gezeigt, daß Knoblauch den Blutzucker positiv beeinflußt. Insbesondere die Umwandlungsprodukte des *Allicins* verbessern die Insulinwirksamkeit, so daß aus dem Blut mehr Zucker in die Zellen eingeschleust und zur Energiegewinnung verbraucht wird. Die schwefelhaltigen Verbindungen des Knoblauchs fördern darüber hinaus die Glykogenbildung in der Leber, wodurch der Blutzuckerspiegel ebenfalls beeinflußt wird.

Ob frisch oder verarbeitet – Knoblauch unterstützt die Diabetestherapie wirkungsvoll.

■ Da insbesondere Typ II-Diabetiker in der Regel unter Übergewicht, Fettstoffwechselstörungen und hohem Blutdruck leiden, kann Knoblauch hier als vorbeugende Maßnahme – wenn er längerfristig eingenommen wird – empfohlen werden. Durch sein breites Wirkungsspektrum ist Knoblauch in der Lage, diese häufig auftretenden Begleiterkrankungen des Diabetes positiv zu beeinflussen.

Wirkt vorbeugend gegen Krebserkrankungen

Knoblauch und Zwiebel beugen vor

Zahlreiche Untersuchungen haben bestätigt, daß die schwefelhaltigen Inhaltsstoffe des Knoblauchs wie auch die der Küchenzwiebel *antikanzerogen* wirken. Nicht zu unterschätzen ist auch die direkte tumorhemmende Wirkung: Sulfide sind in der Lage, bereits zu Krebs entartete Zellen zu vernichten und so dem Tumorwachstum Einhalt zu gebieten (siehe auch Seite 72). Die tumorhemmende Wirkung der Sulfide – auch bei Blasen- und Brustkrebszellen – wurde im Tierversuch bestätigt.

Schützt Magen und Darm

Beim Menschen scheint sich die schützende Wirkung dieser bioaktiven Stoffe vornehmlich auf den Magen-Darmbereich zu erstrecken. Eine Studie in China ergab, daß innerhalb eines Knoblauchanbaugebietes im Norden des Landes die Sterblichkeitsrate durch Magenkrebs erheblich niedriger lag als in übrigen Landesteilen. Auch wurden Zusammenhänge zwischen dem Verzehr von Zwiebeln und dem Auftreten von Magenkrebs beobachtet. Fallstudien in so unterschiedlichen Ländern wie China, Hawaii und Griechenland zeigten, daß häufiger Verzehr von Knoblauch und/oder Zwiebeln einen Schutz vor Magenkrebs bietet.

Das Bakterium Helicobacter pylori

■ Wie neue Forschungen ergeben haben, sind insbesondere *Nitrosamine* als Verursacher von Magenkrebs erkannt worden. Durch ihre antibakterielle Wirkung verhindern die Schwefelverbindungen des Knoblauchs, daß Bakterien (wie seit kurzem erkannt: *Helicobacter pylori*) im Magen das mit der Nahrung aufgenommene Nitrat in Nitrit umwandeln. Dieses ist Ausgangsstoff für die Bildung der krebsauslösenden Nitrosamine. Zusätzlich blockieren die Sulfide auch die Bildung der Nitrosamine.

Eine weitere neue Erkenntnis ergibt sich aus einer amerikanischen Studie: Knoblauch ist in der Lage, die Giftigkeit der in der Krebsbekämpfung angewandten Chemotherapie durch seine leberschützende Funktion zu mindern, ohne die Effektivität der eingesetzten Medikamente negativ zu beeinflussen.

Therapieschäden mindern

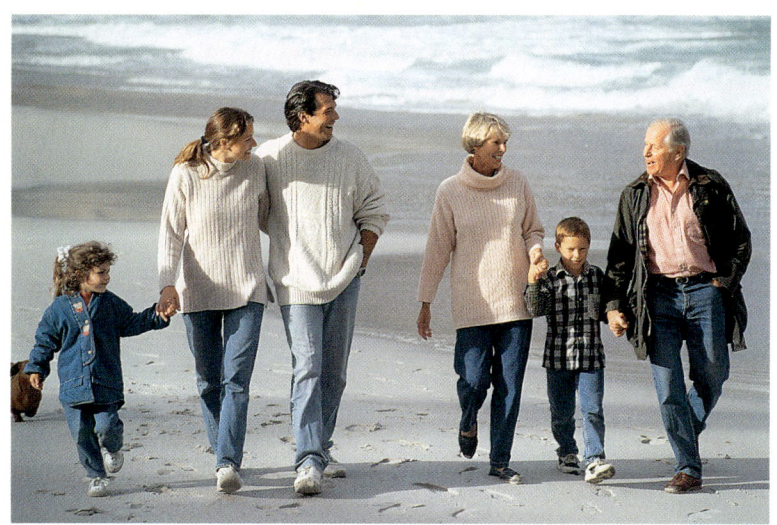

Viel Bewegung an gesunder, frischer Luft und eine knoblauchreiche Ernährung erhalten Sie widerstandsfähig.

Erhöht die Abwehrkräfte

In einem gesunden Organismus bekämpft das Immunsystem mit seinen geballten Abwehrkräften zum einen eindringende schädliche Substanzen wie Viren, Bakterien und Parasiten und verhindert, daß sie sich im Körper ausbreiten. Zum anderen vermag es aber auch im Körper entstehende »Fehler« wie Tumorzellen oder andere, gegen den eigenen Körper gerichtete Zellen zu bekämpfen.

Knoblauch stärkt die Abwehrtruppe

Unterstützt das Immunsystem In Studien wurde festgestellt, daß sich die Zahl der sogenannten »Killerzellen« – auch »Freßzellen« *(Phagozyten)* genannt – deutlich erhöhte, nachdem die Testpersonen Knoblauch gegessen hatten. Ebenso waren die Killerzellen in verschiedenen Bereichen des Immunsystems wesentlich aktiver. Die Freßzellen haben die Aufgabe, körperfremde Stoffe, zum Beispiel eingedrungene Krankheitserreger, sowie Schadstoffe, die vom Körper selbst gebildet werden, zu vernichten. Darüber hinaus ergaben weitere Studien, daß Menschen, die eine schlechte Durchblutung haben, in erhöhtem Maße anfällig sind für grippale Infekte, Bronchitis und andere Erkältungskrankheiten.

Besser geschützt vor Krankheitserregern

■ Solche Tests, wie auch Experimente an Zellkulturen, lassen den Schluß zu, daß die Inhaltsstoffe des Knoblauchs das Immunsystem aktivieren und damit die körpereigene Abwehrtruppe gegen Krankheitserreger verstärken. Darüber hinaus verbessern sie die Durchblutung und entlasten damit den Organismus, so daß er seiner Schutz- und Abwehrfunktion besser nachkommen kann.

Langfristig stärken

Knoblauch ist kein »Hammer« wie viele chemische Medikamente. Die nützlichen Wirkstoffe liegen im Knoblauch – wie in fast allen Heilpflanzen – nur in geringen Mengen vor. Damit er Ihre Abwehrkräfte nachhaltig stärken kann, sollten Sie frischen Knoblauch – vor allem wenn Sie schon erkrankt sind – regelmäßig und über einen Zeitraum von mindestens vier bis sechs Wochen essen.

Schützt den Körper vor Umweltgiften

Schädigende Umwelteinflüsse belasten den Körper

Neben den zahlreichen Krankheitserregern muß unser Organismus auch noch schädigende Umwelteinflüsse verarbeiten. In den letzten Jahrzehnten haben Krankheiten, die eng mit der wachsenden Umweltverschmutzung zusammenhängen, wie Asthma, Allergien und Hauterkrankungen, zugenommen. Dazu kommt die Belastung durch Schwermetalle wie Quecksilber, Blei und Cadmium, die in unserer Umwelt reichlich vorkommen. Häufigste Quellen sind Industrie- und Autoabgase, der Ausstoß luftverunreinigender Stoffe aus der Metallverarbeitung sowie schwermetallhaltige Farben. Im Gegensatz zu einer akuten Vergiftung schädigt eine jahrelange, stetige Aufnahme von Schwermetallen vor allem Nieren, Lungen und Leber und führt zu Blutarmut.

Giftige Schwermetalle schneller ausscheiden

■ Die schwefelhaltigen Inhaltsstoffe des Knoblauchs schützen die Zellmembranen vor dem Angriff giftiger Schwermetalle. Sie vermögen mit Quecksilber, Blei und Cadmium unschädliche Verbindungen einzugehen und können diese auch schneller wieder aus dem Körper befördern.

Verbessert das Allgemeinbefinden

In unserer modernen Hochleistungsgesellschaft sind wir einer erhöhten Streßbelastung ausgesetzt, die der Körper oft nicht mehr vollständig auffangen kann. Viele Menschen fühlen sich ständig erschöpft, weniger belastbar und leistungsfähig und gesundheitlich anfälliger. Schon Kinder haben vermehrt mit Konzentrations-schwierigkeiten zu kämpfen. Mit zunehmendem Alter nimmt die **Wenn die** Fähigkeit des Organismus, sich an veränderte Umweltbedingungen **körperliche** anzupassen, noch weiter ab. Ältere Leute klagen deshalb über man-**und geistige** gelnde Vitalität, besonders dann, wenn zusätzliche Belastungen auf **Vitalität** sie zukommen. Der Alterungsprozeß wird dazu häufig von Krank-**nachläßt** heiten begleitet, die die Aktivität noch mehr einschränken.

■ Knoblauch wirkt vielseitig und positiv auf Stoffwechsel, Herz und Kreislauf. Dadurch verbessert sich Ihr Allgemeinbefinden spürbar. Wie wissenschaftliche Studien belegen, nehmen bei regelmäßiger Knoblaucheinnahme Funktions- und Befindlichkeitsstörungen ab, Leistungs- und Konzentrationsfähigkeit steigen, und die Stimmungslage wird positiver. Auf diese Weise wirkt Knoblauch auf die Psyche: Er hilft, negative Empfindungen wie Angst, Überempfindlichkeit und Erregbarkeit wesentlich zu vermindern.

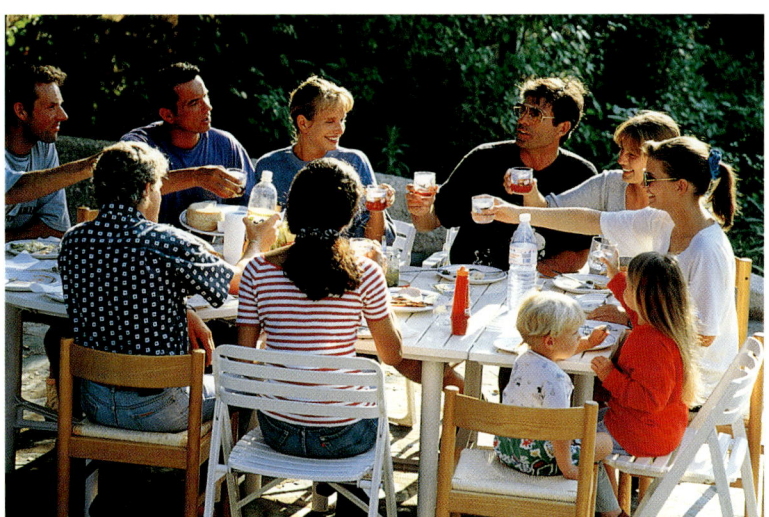

Sich wohlfühlen und das Leben genießen – das geht mit Knoblauch noch leichter.

Nach Bedarf: frisch oder als Präparat

Knoblauch wirkt nicht nur vielseitig – er schmeckt auch! Sie können Knoblauch in ganz unterschiedlichen Formen als Genuß- und als Heilmittel zu sich nehmen. Ob Sie mit frischem Knoblauch Ihre Gerichte verfeinern oder kurmäßig Kapseln, Dragees oder einen Knoblauchsaft einnehmen, das hängt von Ihren Vorlieben und vor allem von Ihren Lebensumständen ab. Jüngere Menschen probieren häufig gerne neue Knoblauchgerichte aus, ältere bevorzugen manchmal fertige Knoblauchpräparate, weil sie einfacher und schneller einzunehmen sind oder weil ihnen der Knoblauchgeschmack nicht so recht behagt. Wie Sie im Praxisteil ab Seite 46 sehen werden, bewähren sich je nach Beschwerden unterschiedliche Knoblauchzubereitungen.

Für jeden das richtige

Knoblauch in der Küche

In der Küche wird Knoblauch in erster Linie als Würzmittel verwendet. Nicht wegzudenken ist er bei Lamm- und Hammelfleisch; er gibt aber auch anderen Fleisch-, Geflügel- und Fischsorten, Nudel- und Reisgerichten, Gemüsen, Soßen und Salaten eine besondere Note. Selbst süße Leckereien wie Butterbrot mit Honig werden mit fein geschnittenen Knoblauchscheibchen obendrauf zu einem unerwarteten Hochgenuß. Einige Rezepte finden Sie auf den Seiten 86 bis 93.

Knoblauch schmeckt sogar mit Honig

Starke Wirkung: frischer Knoblauch

Frischer Knoblauch enthält noch alle Inhaltsstoffe, die in ihrer Gesamtheit wirken. Am intensivsten würzt frischer Knoblauch, wenn Sie ihn feinhacken oder mit der Messerklinge auf dem Küchenbrett zerquetschen. Einfacher geht es mit der Knoblauchpresse, wobei jedoch ein Teil des Fruchtfleisches in der Presse zurückbleibt. Dieses können Sie herauskratzen und mitverwenden.

Leichter geht's mit der Knoblauchpresse

Knoblauch gekocht und gedünstet

Beim Kochen wird Allicin schneller umgewandelt

Während beim frischen Knoblauch das Allicin erst nach einiger Zeit zerfällt, wird es durch die Hitzeeinwirkung beim Kochen und Dünsten sehr rasch in seine Folgeprodukte (siehe Seite 19) umgewandelt. Diese schnellere Umwandlung allein beeinträchtigt jedoch nicht die Wirksamkeit des Knoblauchs.

■ Die antibakterielle Wirkung (siehe Seite 24) wird allerdings durch die Hitze vermindert. Andere Wirkungen bleiben jedoch erhalten. So dämmt gekochter Knoblauch beispielsweise auch weiterhin die Risikofaktoren der Arteriosklerose (siehe Seite 32, 51) ein.

Knoblauch gebraten

Nicht stark braten

Für die gute Küche gilt, daß Knoblauch grundsätzlich nicht stark gebraten werden sollte, da er sonst einen bitteren Geschmack bekommt. Geben Sie den Knoblauch deshalb immer bei schwacher Hitze in die Pfanne, so daß er nur etwas Farbe annimmt, oder fügen Sie ihn erst am Ende der Bratzeit hinzu – falls Sie das Bratgut nicht schon vor der Zubereitung mit Knoblauch gespickt haben. Durch das Spicken bleibt er geschützt und behält seinen milden Geschmack. Auch nimmt das Bratgut dadurch den Knoblauchgeschmack intensiver auf.

■ Wie beim Kochen und Dünsten behält der Knoblauch auch beim Braten grundsätzlich seine vielfältige Wirkung. Seine Eigenschaft, Bakterien abzuwehren, geht zwar auch hier zurück, aber nicht gänzlich verloren.

Extra-Tip: Knoblauch zart wie Butter

Wickeln Sie mehrere ganze geschälte Knoblauchzehen in Alufolie ein. Sie können sie zum Beispiel zum Braten geben oder im Ofen schmoren lassen. Sie werden butterweich, schmecken viel milder und lassen sich wie Butter auf Brot schmieren. So behandelt eignet sich Knoblauch hervorragend als Füllung für kleine Teigtaschen oder Minipastetchen.

Knoblauch eingelegt

In Essig, Wein oder Öl

Einlegen ist eine der ältesten Konservierungsarten. Das einzulegende Gut wird entweder in saure Medien wie Essig oder säurehaltige Flüssigkeiten wie Zitronensaft und Weißwein oder in Speiseöl eingelegt. Eine andere Konservierungsart ist das Einlegen in Salz, wobei dem Einlegegut Wasser entzogen wird.

■ Knoblauch läßt sich sehr gut in saurem Milieu wie zum Beispiel in Essig konservieren. Dabei bleibt die antibakterielle Wirkung (siehe Seite 24) lang anhaltend stabil. Das ist auch der Grund, weshalb man bei eingelegtem Gemüse Knoblauch zugeben sollte, da er durch seine antibakterielle Wirkung die Bildung von Schimmelpilzen verhindert. Bei in Öl eingelegtem Knoblauch gehen die Aromastoffe in das Öl über, das sich deshalb hervorragend als Grundlage für verschiedene Salatdressings und vieles andere eignet.

Eingelegter Knoblauch

Sie brauchen:
500 g geschälte Knoblauchzehen
Für den Sud:
● $1/2$ l Essig,
● 4 TL Honig,
● 0,3 l Wasser,
● 4 Lorbeerblätter, 2 Nelken, je 20 weiße Pfeffer- und Pimentkörner.

▶ Lassen Sie den Sud 5 Minuten kochen, legen Sie die Knoblauchzehen ein und kochen Sie alles nochmals kurz auf. Füllen Sie den Sud mit Inhalt noch heiß in ein großes verschließbares Glas, gießen Sie 1 Eßlöffel Olivenöl darüber, und verschließen es.
Nach einer Woche ist der eingelegte Knoblauch zum Verzehr bereit.

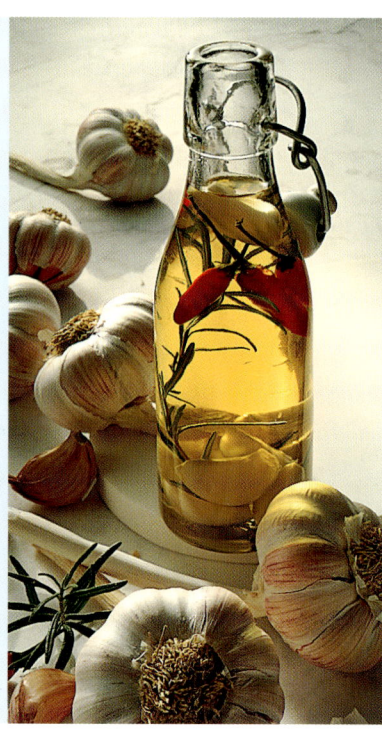

Eine besondere Note erhält der in Öl eingelegte Knoblauch, wenn Sie Kräuter wie Estragon und kleine, scharfe Paprikaschoten (Peperoncini) dazugeben.

Fertige Knoblauchprodukte

Beim Einkauf im Supermarkt finden Sie vielerlei fertige Knoblauch-produkte: Knoblauchpulver (Knoblauchgranulat) und Knoblauch-salz im Gewürzregal und im Kühlfach Knoblauchbutter sowie Knoblauchpaste in der Tube und andere fertig gewürzte Speisen. Durch die Art der Zubereitung sind die Ausgangswirkstoffe des Knoblauchs in diesen Produkten häufig schon in ihre stabilen End-produkte abgebaut. Das macht sich auch durch den intensiven Geruch und Geschmack, der wesentlich aufdringlicher ist als beim frischen Knoblauch, bemerkbar.

Starker Geruch, wenig Wirkung

■ Da diese Produkte als reine Würzmittel im allgemeinen nur äußerst sparsam verwendet werden, haben sie in der Regel keine wesentliche gesundheitliche Wirkung.

Knoblauchpräparate aus Apotheke und Reformhaus

Ideal für Langzeit-kuren

Knoblauchpräparate als Stärkungs- oder Heilmittel finden Sie teil-weise im Supermarkt, aber vor allem in Apotheken, Reformhäusern und Naturkostläden. Sie liegen als feste und flüssige Produkte vor.

● *Feste Produkte* sind in erster Linie *Knoblauchdragees*. Sie enthalten im allgemeinen schonend getrocknetes Knoblauchpulver, in dem bis auf Wasser alle Inhaltsstoffe des Knoblauchs enthalten sind. Wichtig bei der Verarbeitung ist, daß die Ausgangssubstanzen Alliin und Alliinase getrennt bleiben, weil dadurch gewährleistet ist, daß diese beiden Stoffe erst im Verdauungstrakt zum wirksamen Allicin und seinen Folgeprodukten umgewandelt werden (siehe Kno-blauchpräparate, Seite 76 bis 81).

Alle Inhaltsstoffe enthalten

● *Flüssige Produkte* begegnen uns vorwiegend in Form von *Knob-lauchkapseln,* die ölige Knoblauchauszüge (Ölmazerate) enthalten. In Ölmazeraten ist das Allicin bereits in seine stabilen Umbaupro-dukte umgewandelt. Darüber hinaus wird auch *frisch gepreßter Kno-blauchsaft* angeboten, in dem alle Inhaltsstoffe des Knoblauchs vor-handen sind, wobei das unbeständige Allicin in Oligosulfide umgebaut ist (siehe Seite 20).

Bärlauch – der Waldschratt der Familie

Innerhalb der Familie der Knoblauchgewächse ist der Bärlauch der wilde Verwandte des Knoblauchs. Der Volksmund hat ihm viele Namen gegeben, unter anderem *Wilder Knoblauch, Waldknoblauch, Zigeunerlauch* und *Hexenzwiebel.* Seine korrekte botanische Bezeichnung Bärlauch *(Allium ursinum)* erhielt er angeblich, weil schon die **Er verleiht** alten Germanen davon berichteten, daß er »Bärenkräfte« verlieh. **»Bären-** Ob Bärenkräfte oder gute Gesundheit – in jedem Fall ist der Bär- **kräfte«** lauch seit altersher als wirkungsvolle Heilpflanze in ganz Europa verbreitet.

Die Kraft liegt in den Blättern

Bärlauch finden Sie an feuchten, schattigen Standorten, vorzugsweise in Wäldern mit humusreichen Böden. Aus einer länglichen Zwiebel entspringt ein etwa 25 Zentimeter langer Stengel mit weißen, sternförmig angeordneten Blüten. Der Bärlauch blüht von Mai bis Juni. Beliebt und bekannt ist er in Deutschland vor allem im baden-württembergischen Raum.

Gesammelt und verwendet werden seine lanzettförmigen Blätter, **Gesammelt** die bereits ab April bis in den Mai hinein geerntet werden können. **wird im** Nach der Blüte vertrocknet die Pflanze, und die Blätter verlieren **Frühjahr** damit ihre Wirkung.

Beim Bärlauch befinden sich die heilkräftigen Inhaltsstoffe, die denen des Knoblauchs ähnlich sind, in den Blättern. Untersuchun-

Nicht mit Maiglöckchen verwechseln!

Achtung Sammler: Bärlauchblätter sehen ähnlich aus wie die giftigen Blätter von Maiglöckchen oder Herbstzeitlosen. Sie erkennen die Blätter des Bärlauchs deutlich am typischen Knoblauchgeruch, wenn Sie sie zwischen den Fingern zerreiben.

gen haben vor allem bestätigt, daß der Bärlauch gegen die Arteriosklerose, die beispielsweise Herzinfarkt und Thrombosen begünstigt, vorbeugend wirkt. Seine Inhaltsstoffe regen die Verdauung besonders an und fördern die Funktionen von Galle, Leber, Magen und Darm.

Ideal für eine Frühjahrskur

Frischer Bärlauch kann nur in den Frühlingsmonaten April und Mai geerntet werden. Sie können ihn ähnlich wie Lauch in Suppen, Salaten und Gemüsegerichten verwenden oder als Würzmittel in Weichkäsesorten und Quark. Er ist ein idealer Begleiter für Ihre Entschlackungskur im Frühling, da er die Verdauungsorgane und das Blut reinigt.

Besonders schmackhaft: Bärlauchquark

Da die Erntezeit von Bärlauchblättern nur zwei Monate beträgt, gibt es mittlerweile Bärlauchfrischpressaft in Reformhäusern und Bärlauchfrischblatt-Granulat und Bärlauchfrischblatt-Kapseln in Apotheken. Auf diese Weise können Sie ihn das ganze Jahr über einnehmen. Sie können die Blätter auch tiefgefroren aufbewahren. Wichtig ist, daß Sie sie durch den Fleischwolf drehen und in Schraubgläsern einfrieren – bei Plastikgefäßen würde der ganze Tiefkühlschrank riechen.

Beim Bärlauch liegen die Wirkstoffe in den Blättern, die Sie als Würze vielseitig verwenden können.

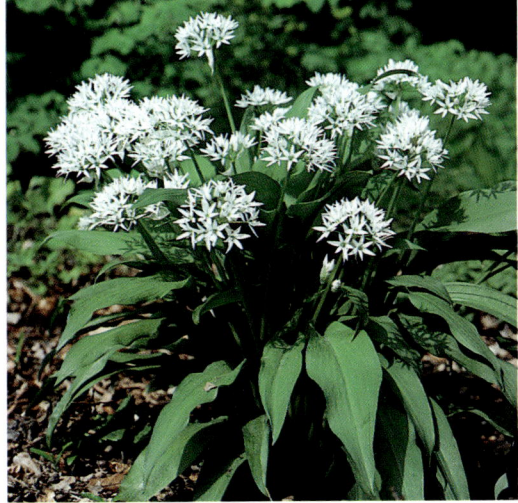

Riecht weniger intensiv

Nach dem Verzehr von frischem Bärlauch entstehen fast keine »Nachgerüche«, wie wir sie vom Knoblauch kennen. Die schwefelhaltigen Inhaltsstoffe sind im Bärlauch nämlich in geringerer Menge vorhanden. Außerdem enthalten die Blätter reichlich Chlorophyll, das sich ja auch beim Knoblauch als wirksame »Geruchsbremse« erweist.

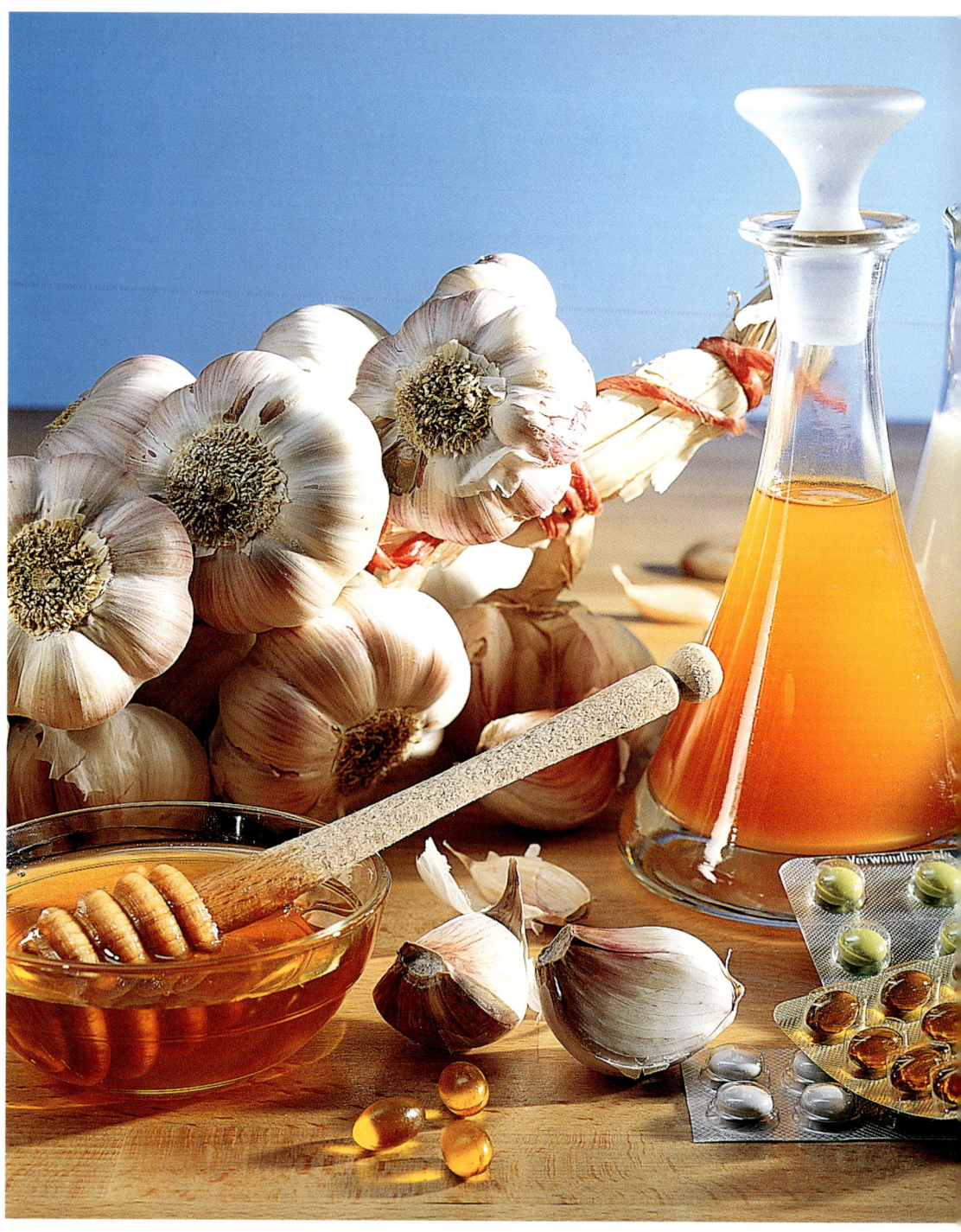

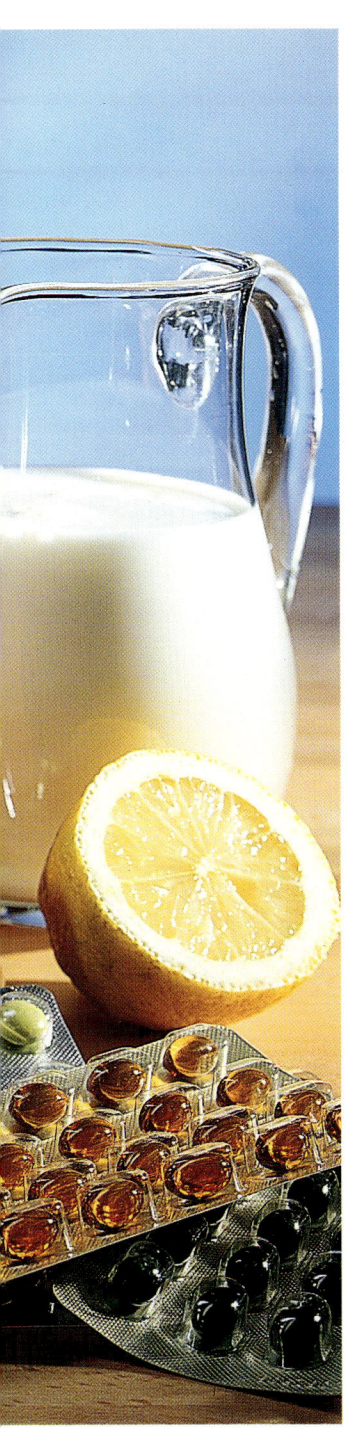

Vorbeugen und Heilen mit Knoblauch

Kaum ein Lebensmittel birgt so viele wohltuende Eigenschaften in sich wie der Knoblauch. Sein regelmäßiger Genuß macht Sie fit für die Anforderungen des Alltags, stärkt Ihre Abwehrkräfte und reinigt Magen und Darm. Nutzen Sie Knoblauchgerichte – oder in verstärkter Form Knoblauchpräparate – um vielen Beschwerden und Erkrankungen vorzubeugen, besonders der Arterienverkalkung, Herz-Kreislauf-Beschwerden oder Durchblutungsstörungen. Auch medizinische Therapien unterstützt Knoblauch wirkungsvoll. Erfahren Sie, wie Sie Knoblauch einsetzen und wie Sie ihn zubereiten können: als Saft, Tinktur oder als »Elixier für anhaltende Jugend«. Eine Übersicht über gängige Präparate hilft Ihnen, das für Sie geeignete Mittel zu finden.

Knoblauch in der Hausapotheke

An erster Stelle sollte beim Knoblauch der Genuß stehen. Denn Genuß und Gesundheit gehören zusammen. Wer genießen kann, hat die besten Chancen, länger gesund zu bleiben. Genießen Sie also den Knoblauch, seinen Geschmack, seinen Duft und seine unvergleichliche Würze! Und dabei können Sie auch noch gewiß sein, daß Sie grundsätzlich etwas Gutes für Ihre Gesundheit bewirken.

Gesundheit aus der Küche

Wem Knoblauch hilft

Für die ganze Familie

Da Knoblauch nicht nur schmeckt, sondern auch vielfältig wirkt, ist er wichtig für jung und alt.
● Selbst Kinder essen schon gerne Knoblauchbaguette. Kleine Schürfwunden oder Insektenstiche können Sie mit Knoblauchtinktur (siehe Seite 74) behandeln, Ohrenschmerzen mit knoblauchgetränkten Wattebäuschen (Seite 69) oder Husten mit Knoblauchmilch (Seite 53).

● Junge Erwachsene sollten so oft wie möglich Knoblauch essen. Er erhöht ihre Leistungskraft und hält sie fit.
● Besonders wichtig ist Knoblauch für Sie – vor allem in Form von Fertigpräparaten –, wenn Sie 40 Jahre und älter sind. Regelmäßig eingenommen beugt Knoblauch zahlreichen Altersbeschwerden und -leiden vor.

Kein Wundermittel!

Bitte beachten Sie jedoch, wenn Sie Knoblauch zur Heilung und Vorbeugung einsetzen wollen, daß Knoblauch weder ein Wundermittel noch ein »ad hoc«-Heilmittel ist. Er wirkt nicht auf die Schnelle, sondern kann seine Wirkung nur dann optimal entfalten, wenn er regelmäßig eingenommen wird.
Sofort wirksam ist er allerdings bei akuten Hautverletzungen, Insektenstichen und immer dann, wenn seine antibakterielle, antimykotische und antibiotische Wirkung (siehe Seite 24) gefragt ist.
Bei ernsthaften Erkrankungen sollten Sie immer zuerst einen Arzt aufsuchen und mit ihm klären, wie Sie Knoblauch und Knoblauchpräparate unterstützend verwenden können.

Am besten täglich

Im Idealfall nehmen Sie Knoblauch täglich zu sich. Das gilt besonders für ältere Menschen. Wer Knoblauch über längere Zeit einnimmt, greift am besten zu Knoblauchpräparaten. Die Wirkstoffe sind bei vielen Präparaten standardisiert und werden so kontinuierlich an den Organismus abgegeben. Sie sind auch für all diejenigen geeignet, die nicht täglich den »zarten« Knoblauchduft über Atem und Haut verströmen wollen, da sie fast keine Gerüche hinterlassen. Eine Übersicht über die gängigsten Präparate finden Sie auf den Seiten 78 bis 83. Richten Sie sich jeweils nach den Dosierungsanweisungen. Bei frischem Knoblauch liegt die empfohlene Tagesdosis bei 4 Gramm. Das entspricht etwa 1 bis 2 großen Zehen.

Genießen Sie so oft wie möglich ein üppiges »Knoblauch-Wochenende«

■ Aber Vorsicht: Nicht alle Familienmitglieder, Freunde und Kollegen sind Knoblauchfans. Versuchen Sie deshalb immer, Lösungen zu finden, die auch für die anderen annehmbar sind. Probieren Sie die einzelnen Präparate aus und weichen Sie – wenn es nicht anders geht – bei frischen Knoblauch auf Ihre Freizeit aus.

Was Sie vorrätig haben sollten

● Frischer Knoblauch sollte in keiner Küche fehlen. Bewahren Sie ihn in Steintöpfchen mit Lüftungslöchern oder in zerknülltem Zeitungspapier auf, damit er frisch bleibt.
● Empfehlenswert ist eine Knoblauchpresse. Sie bewährt sich bei fast allen Knoblauchzubereitungen.
● Für die Langzeitanwendung ist es sinnvoll, immer einen ausreichenden Vorrat an Knoblauchpräparaten im Hause zu haben. Fertiger Knoblauchsaft ersetzt den selbstgemachten, wenn Sie einmal wenig Zeit haben.

Je nach Rezept und Vorliebe: Knoblauchzehen gestiftelt, im Mörser zerrieben, zerdrückt, fein geschnitten, gehackt oder einfach ganz belassen.

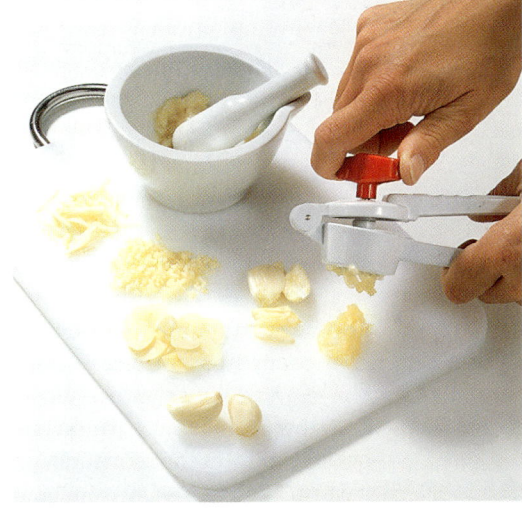

Beschwerden von A bis Z

Länger gesund mit Knoblauch

Wie breit das Wirkungsspektrum von Knoblauch ist, konnten Sie schon auf den Seiten 23 bis 37 erfahren. Inzwischen ist es medizinisch und wissenschaftlich nachgewiesen, daß Knoblauch nicht nur die Gesundheit fördert, sondern auch viele Beschwerden und Erkrankungen lindern und heilen kann und schwereren Krankheiten vorbeugt. Die folgenden Beispiele für die häufigsten Anwendungsbereiche sind alphabetisch aufgeführt. Sie werden selbst am besten herausfinden, in welcher Form Knoblauch Ihnen angenehm ist und Ihnen besonders hilft.

Allgemeine Erschöpfung

Burn out bedeutet »Ausgebranntsein«

Allgemeine Erschöpfungszustände – häufig auch *Burn out* genannt – treten besonders nach langanhaltender körperlicher oder seelischer Belastung auf. Sie fühlen sich antriebslos, geschwächt und sind körperlich und geistig wesentlich weniger leistungsfähig.

So hilft Knoblauch

Wenn Ihr Arzt keine anderen möglichen Ursachen festgestellt hat, können Sie mit Knoblauch oder mit Knoblauchpräparaten Ihr Allgemeinbefinden spürbar verbessern.

Knoblauch hat eine positive Wirkung auf die Durchblutung sowie auf das Immunsystem (siehe Seite 35). Dadurch wird der gesamte Organismus besser mit Sauerstoff versorgt, die körpereigenen Abwehrkräfte werden gestärkt, und Sie können mehr leisten.

Anzeichen für Erschöpfungszustände

- Konzentrationsschwäche
- rasche Ermüdung
- Schlafstörungen
- Kopf- und Gliederschmerzen

Ähnliche Symptome treten auch bei nervöser Erschöpfung auf.

Suchen Sie bei diesen oder ähnlichen Symptomen immer zuerst den Arzt auf. Er muß abklären, ob diese Beschwerden nicht Anzeichen für eine ernsthafte Erkrankung sind.

Knoblauchsaft – selbst zubereitet

▶ Je nach Größe 5 bis 7 frische Knoblauchzehen (etwa 25 Gramm) schälen und mit der Knoblauchpresse durchdrücken. Anschließend durch ein Tuch (feines Baumwolltuch oder Gaze) filtrieren und gut auspressen.

▶ Den so gewonnenen Saft (ergibt etwa 1 Eßlöffel) entweder pur oder mit Milch, Mineralwasser oder Brühe einmal täglich über mehrere Wochen einnehmen.

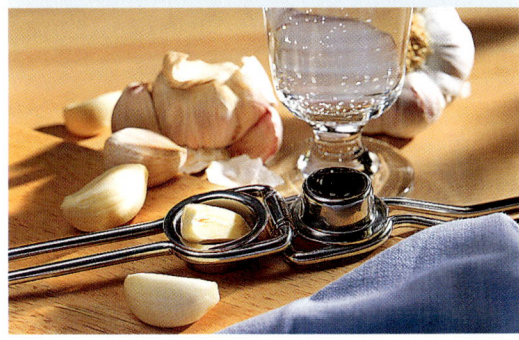

Frisch durchgepreßt und mit Wasser oder Milch vermischt macht Knoblauchsaft Sie wieder munter.

■ Essen Sie regelmäßig frischen Knoblauch mit Ihren Mahlzeiten. Zusätzlich oder ersatzweise können Sie mit Knoblauchsaft oder Knoblauchpräparaten Erschöpfungszustände behandeln oder ihnen vorbeugen.

▶ Knoblauchpräparate erhalten Sie in der Apotheke, Knoblauchsaft im Reformhaus. Richten Sie sich bei der Einnahme nach den Empfehlungen des Herstellers.

Alterserscheinungen

Den allgemeinen Alterungsprozeß können Sie zwar nicht aufhalten, aber Sie können einiges dazu tun, Ihre geistige und körperliche Frische so lange wie möglich zu erhalten und vorzeitigen Alterserscheinungen vorzubeugen. Neben dem natürlichen Alterungsprozeß können übermäßiger Streß, eine ungesunde Lebensweise und falsche Ernährung (meist zu fettreich) den körperlichen und geistigen Abbau beschleunigen.

Länger jugendlich frisch bleiben

Die Folgen vorzeitiger Alterserscheinungen

● allgemeine Abwehrschwäche gegen Krankheitserreger
● Kurzatmigkeit
● verminderte Beweglichkeit
● rascher Leistungsabfall
● Bluthochdruck
● Durchblutungsstörungen infolge fortgeschrittener Verengung der Blutgefäße (Arteriosklerose)

So hilft Knoblauch

Um den Beschwerden, die häufig mit dem Alter einhergehen, entgegenzuwirken oder – noch besser – um ihnen vorzubeugen, hat sich neben den Wirkstoffen anderer pflanzlicher Mittel, wie zum Beispiel Johanniskraut, vor allem der Knoblauch bewährt.

■ Als vorbeugende Langzeittherapie sind Knoblauchpräparate, Dragees und Kapseln, zu empfehlen – und natürlich frischer Knoblauch in jeder Form.

Knoblauch-Elixier für anhaltende Jugend

Die Kur hat ihren Ursprung in Indien. Sie reinigt den Körper, regt den Stoffwechsel an und schützt als vorbeugende Maßnahme vor Gefäßkrankheiten. Sie »hellt den Blick und Intellekt auf«, und man sagt, sie habe verjüngende Wirkung.

▶ Pressen Sie 350 g Knoblauch durch und setzen ihn mit 200 ml Trinkalkohol (aus der Apotheke) oder klarem Schnaps wie Korn oder Wodka in einem verschließbaren Glas an.

▶ Gut verschlossen wird die Mischung 10 bis 12 Tage in einem kühlen, dunklen Raum aufbewahrt.

▶ Danach filtrieren Sie alles über eine Gaze oder ein Baumwolltuch ab und drücken den Rest im Tuch aus. Geben Sie das Elixier in ein sauberes Glas, und bewahren Sie es nochmals 3 bis 4 Tage auf. Danach ist das Elixier fertig.

▶ So nehmen Sie das Elixier ein (immer vor dem Essen):

Tag	Tropfen		
	morgens	mittags	abends
1.	1	2	3
2.	4	5	6
3.	7	8	9
4.	10	11	12
5.	13	14	15
6.	15	14	13
7.	12	11	10
8.	9	8	7
9.	6	5	4
10.	3	2	1

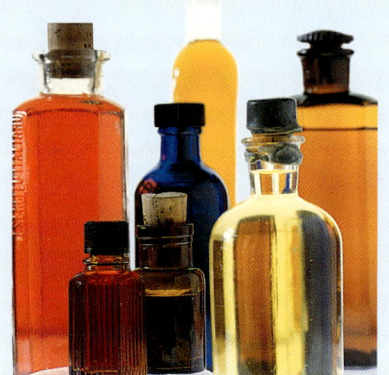

Wenn Sie das Elixier gut vertragen, nehmen Sie am 11. Tag morgens 5, mittags 10, abends 15 Tropfen. An den folgenden Tagen bis das Elixier aufgebraucht ist morgens, mittags und abends je 15 Tropfen. Nach jeder Einnahme spülen Sie mit einem Schluck Milch, Frucht- oder Gemüsesaft oder mit Mineralwasser nach.
Bis zur nächsten Kur sollten Sie eine Pause von mindestens 4 Wochen einlegen.

Arteriosklerose

Arteriosklerose und ihre Folgen, wie Herzinfarkt und Schlaganfall, sind hierzulande leider nach wie vor Todesursache Nummer Eins. Die medizinische Forschung hat sich auch deshalb besonders mit der pharmakologischen Wirkung des Knoblauchs auf die Arteriosklerose beschäftigt. Die überwiegende Mehrzahl aller Studien war diesem Thema gewidmet. Neben der Gesamtwirkung der Knoblauchinhaltsstoffe wurden darüber hinaus auch speziell die Bedeutung einzelner Stoffe und Stoffgruppen wie zum Beispiel der Sulfide, Ajoene, des Adenosins sowie weiterer bioaktiver Substanzen wie der Scordinine, Saponine und anderer untersucht (siehe auch Seite 21).

So hilft Knoblauch

Alle diese Studien, die auf den Wirkstoffgehalt standardisierter Knoblauchpräparate (Alliin beziehungsweise Allicin, Vinyldithiine) abgestellt waren, zeigten, daß Knoblauch ein hervorragendes Mittel ist, um der Arteriosklerose vorzubeugen und vor allem um die Risikofaktoren positiv zu beeinflussen (siehe auch Seite 32).

Schützt vor Ablagerungen in den Gefäßen

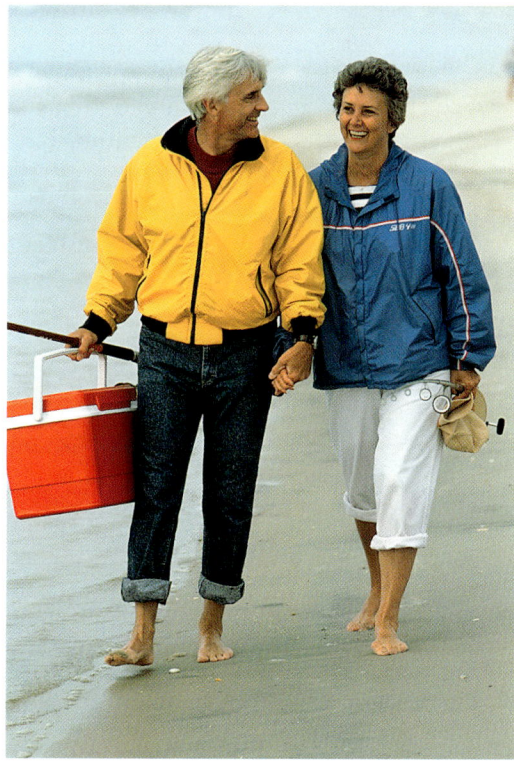

Knoblauch senkt erhöhte Blutfettwerte, verbessert die Fließeigenschaften des Blutes, verhindert die Verklumpung der Blutplättchen, erweitert die Gefäße und wirkt damit auch positiv auf einen erhöhten Blutdruck (siehe Seite 31).

■ Um der Arteriosklerose vorzubeugen oder sie positiv zu beeinflussen, nehmen Sie Knoblauchpräparate möglichst schon in jungen Jahren regelmäßig ein. Das ist vor allem im

Beugen Sie der Gefäßverkalkung vor – Knoblauch und ausgiebige Bewegung bei jedem Wetter helfen Ihnen dabei.

mittleren und fortgeschrittenen Alter wichtig, weil sich erfahrungsgemäß frühestens nach 4 bis 6 Wochen erste meßbare Ergebnisse zeigen, die dann erst nach 6 Monaten zu spürbaren Erfolgen führen.

Ideal für die Langzeittherapie: Knoblauchpräparate
Mittel der ersten Wahl für Langzeitkuren sind standardisierte Knoblauchpräparate (siehe auch Tabelle, ab Seite 78). Ergänzen Sie diese mit frischem Knoblauch in jeder Form.

Der schnelle Knoblauch-Genuß

▶ Reiben Sie eine getoastete Brotscheibe mit einer Knoblauchzehe ab. Belegen Sie sie dann mit Tomatenscheiben, und bestreuen Sie sie mit Schnittlauchröllchen oder mit frischem Basilikum.
▶ Bestreichen Sie eine Baguettehälfte mit Butter, bestreuen sie mit feingehacktem Knoblauch und toasten sie kurz im Ofen/Grill.

Asthma

Asthma ist eine allergische Erkrankung, die in den letzten Jahren vorwiegend in den Industrieländern stark zugenommen hat. Es kann sich auch als Folgeerkrankung von entzündlichen Prozessen in der Lunge entwickeln und äußert sich in einer meist anfallsartig auftre-

tenden Atemnot. Diese Atemnot wird dadurch ausgelöst, daß die Bronchien sich verkrampfen, und ist meist mit Beklemmungs- und Angstgefühlen in der Brust verbunden.

So hilft Knoblauch

Knoblauch wirkt in zweierlei Hinsicht lindernd: Es verbessert die Fließeigenschaften des Blutes und sorgt somit für eine bessere Sauerstoffversorgung der Lungen. Darüber hinaus wirkt Knoblauch ebenso wie die Küchenzwiebel schleimlösend, befreit die Bronchien und erleichtert so die Atmung. Nach dem Verzehr von Knoblauch werden seine wirksamen Inhaltsstoffe – insbesondere die Abbauprodukte des Allicins (*Mercaptane*, siehe Seite 19) – über die Lunge abgeatmet. Dies läßt darauf schließen, daß die Wirkstoffe innerhalb des Stoffwechsels sehr rasch von dem Magen-Darm-Trakt über den Blutweg auch in der Lunge ihre heilende Wirkung entfalten.

Löst den Schleim und erleichtert die Atmung

■ Die Asthmabehandlung gehört immer in die Hand eines erfahrenen Arztes. Sie können die Krankheit jedoch mit Knoblauch positiv beeinflussen. Essen Sie so viel wie möglich und so oft Sie können frischen

Nie ohne Arzt!

Knoblauch. Knoblauchpräparate können Sie als Langzeittherapie begleitend zu den Medikamenten einnehmen, die Ihnen der Arzt verordnet hat. Sie sind kein Ersatz dafür. Besonders wohltuend wirkt bei Asthma oder Husten auch die Knoblauchmilch.

Knoblauchmilch

▶ 4 bis 5 geschälte Knoblauchzehen in einer Tasse Milch weichkochen und abseihen.
▶ Die heiße Milch morgens auf nüchternen Magen trinken.
Trinken Sie die lindernde Knoblauchmilch so oft wie möglich.

In Milch weichgekochter Knoblauch befreit die Bronchien.

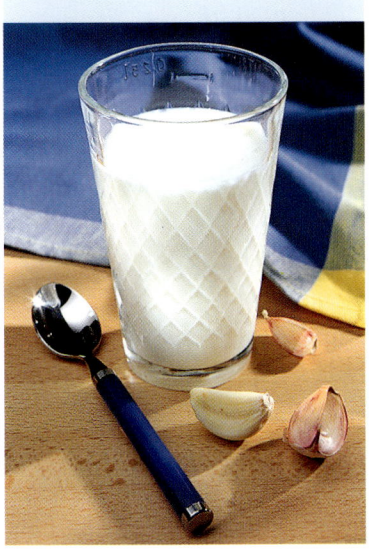

Blähungen

Die Nahrung, die Sie aufnehmen, wird im Verdauungstrakt umgewandelt und in den Körper weitergeleitet. Die nichtverdauten Nahrungsbestandteile werden im Dickdarm bakteriell zersetzt, und dabei entstehen Gase. Wenn die Leber- und Gallenfunktion gestört ist, können sich krankhaft viele Gase bilden. Wer immer wieder unter starken Blähungen leidet, ißt auch häufig zu hastig und kaut ungenügend. Die mangelhaft eingespeichelte Nahrung löst ebenfalls Blähungen aus.

Wichtig: Langsam und mit Genuß essen!

Gründlich kauen

Wenn Ihr Arzt keine andere organische Erkrankung festgestellt hat, kann sich Knoblauch auch bei Blähungen als hilfreich erweisen. Prüfen Sie jedoch auch Ihre Eß- und Kaugewohnheiten: Je langsamer und genüßlicher Sie essen und je gründlicher Sie kauen, um so mehr helfen Sie Ihrer Verdauung!

So hilft Knoblauch

Knoblauch kann schädliche Bakterien im Darmtrakt bekämpfen, ohne die gesunde Darmflora zu schädigen. Zudem wirkt er normalisierend auf den Verdauungsvorgang.

■ Vor allem frisch entfaltet Knoblauch seine antibiotische Wirkung. Nehmen Sie deshalb, wenn Sie mit Blähungen zu tun haben, regelmäßig frischen Knoblauch in allen Zubereitungsformen zu sich. Ergänzend dazu können Kräutertees, vorzugsweise Anis und Fenchel, die Beschwerden mildern.

Frischer Knoblauch hilft besser zu verdauen

Blasenentzündung

Blasenentzündungen können viele Ursachen haben. Sie sollten in erster Linie vom Arzt behandelt werden, denn es besteht immer auch die Gefahr, daß eine ernstere Erkrankung vorliegt, wie zum Beispiel eine Nierenbeckenentzündung.

So hilft Knoblauch

Bei leichteren entzündlichen Erscheinungen, die sich in oft plötzlich auftretenden Schmerzen in der Blasengegend und beim Wasserlassen sowie in vermehrtem Harndrang äußern, kann Knoblauch aufgrund seiner bakterienabtötenden und antibiotischen Wirkung die Beschwerden lindern und gegebenenfalls eine medikamentöse Behandlung unterstützen.

Tötet die Bakterien ab

■ Da frischer Knoblauch die stärkste antibiotische Wirkung hat, empfiehlt er sich bei Blasenentzündungen vorwiegend in roher Form. Probieren Sie zum Beispiel die hochwirksame Knoblauchsuppe:

Knoblauchsuppe

▶ Drücken Sie 1 Knoblauchzehe mit der Knoblauchpresse direkt in einen Suppenteller.

▶ Verrühren Sie die Knoblauchmasse mit 1 TL Butter, $1/4$ TL edelsüßem Paprikapulver, 1 Prise getrocknetem Majoran und 1 Msp Salz.

▶ Füllen Sie den Teller mit kochendem Wasser auf, und verrühren Sie die Mischung gut. Streuen Sie ein paar Backerbsen, geröstete Brotwürfel oder sehr dünn geschnittene Scheiben eines altbackenen Brötchens ein.

Bluthochdruck

Bluthochdruck ist einer der Hauptverantwortlichen für die Entstehung von Arteriosklerose sowie von Herz- und Nierenerkrankungen. Die Kräuterheilkunde empfiehlt bei Bluthochdruck als probates Mittel Knoblauch »in jeder Form«. Seine Wirksamkeit haben internationale klinische Studien bestätigt (Seite 31).

Ein hoher Blutdruck macht dem Herzen zu schaffen

So hilft Knoblauch

Die Inhaltsstoffe des Knoblauchs helfen, den Blutdruck zu regulieren, indem sie die Gefäße erweitern und die Fließfähigkeit des Blutes verbessern. Vor allem bei grenzwertig erhöhten Blutdruckwerten (*milde Hypertonie*, siehe auch Seite 31) hat sich eine blutdrucksenkende Wirkung der Knoblauchpräparate erwiesen.

Übergewicht meiden

Ein Mitverursacher von Bluthochdruck kann Übergewicht sein. Deshalb ist es wichtig, daß Sie auf Ihr Gewicht achten, wenn Sie unter zu hohem Blutdruck leiden. Auf gesunde Weise abnehmen können Sie mit einer kalorien- und salzarmen, vitaminreichen Ernährung, die Sie aufs beste ergänzen, wenn Sie regelmäßig frischen Knoblauch verzehren. **Ideal: die Mittelmeerküche** Gerade die Mittelmeerküche mit viel Salat, Gemüse und Pflanzenölen wird Ihnen guttun.

■ Neben frischem Knoblauch ist die regelmäßige Einnahme von Knoblauchpräparaten zu empfehlen (siehe auch Tabelle, ab Seite 78). Beruhigend wirkt ein Knoblauchauszug.

Knoblauchauszug am Abend

▶ Schälen Sie 3 bis 4 Knoblauchzehen, zerdrücken Sie sie und lassen sie etwa 6 bis 8 Stunden in $1/8$ l Wasser ziehen.
▶ Danach seihen Sie das Knoblauchwasser ab und trinken es abends nach dem Essen.

Bronchitis

Akute Bronchitis geht oft mit einer Erkältung einher. Sie macht sich meist durch schmerzhaften Husten, zähen Auswurf, Atem-, Kopf- und Brustschmerzen bemerkbar. Besonders Kinder und ältere Menschen leiden häufig daran. Unter anderem können übermäßiger körperlicher und seelischer Streß, aber auch ein geschwächtes Abwehrsystem die Ursache dafür sein, daß die Krankheitserreger sich im Körper ausbreiten.

So hilft Knoblauch

Bei leichten Formen der Bronchitis ist Knoblauch ein wirksames Mittel. Er hat sich auch als Begleittherapie bewährt. Durch seine antibakterielle Wirkung lindert er die Atemwegsentzündung. Wie auch beim Asthma (siehe Seite 52) wirkt Knoblauch schleimlösend und hilft **Bei hartnäckiger Bronchitis immer zum Arzt!**

Süßer Knoblauchsaft

▶ Drücken Sie 25 g Knoblauch (je nach Größe 5 bis 7 Knoblauchzehen) mit der Knoblauchpresse durch, und vermischen Sie ihn mit 5 TL Zucker.

▶ Setzen Sie die Mischung mit einer Tasse Wasser kalt auf, und erhitzen Sie sie bis zum Kochen.

▶ Nach kurzem Aufkochen 5 Minuten ziehen lassen und dann über ein Baumwolltuch oder Gaze abseihen.

▶ Die so gewonnene Flüssigkeit wird über den Tag verteilt teelöffelweise eingenommen.

Extra-Tip

Ein ebenso schmackhaftes wie wirksames Mittel ist das *Honig-Knoblauch-Brot*. Es genügt häufig schon, um eine aufkeimende Bronchitis gleich zu Beginn wirksam zu bekämpfen, so daß sie gar nicht erst zum Ausbruch kommt:

▶ 1 Scheibe Brot mit Butter und Bienenhonig (kaltgeschleuderter Imkerhonig) bestreichen und mit fein gehacktem Knoblauch aus 1 bis 2 Knoblauchzehen bestreuen.

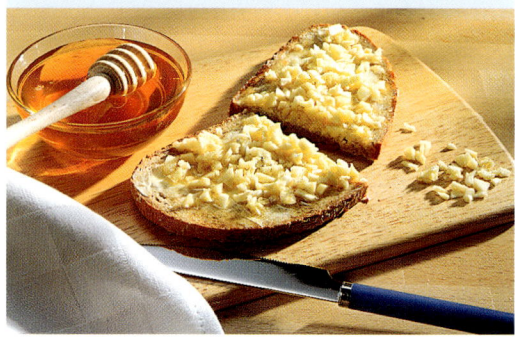

Ihnen, den Bronchialschleim leichter abzuhusten.

■ Nehmen Sie frischen Knoblauch regelmäßig zu sich – idealerweise als Saft, Absud oder Suppe zubereitet –, sobald Sie die ersten Anzeichen einer Bronchitis spüren. Rasche Hilfe bringt auch das Honig-Knoblauch-Brot (siehe Kasten).

Schmeckt köstlich und hilft gegen Husten: das Knoblauch-Honig-Brot

Cholesterin

Ein erhöhter Cholesterinspiegel gehört zu den Hauptrisikofaktoren der Arteriosklerose (siehe Seite 32). Schuld an erhöhten Cholesterinwerten, die zwischen 250 und 300 Milligramm pro Deziliter Blutserum liegen, ist meist eine falsche Ernährung – vor allem zu kalorien- und fettreiche Kost.

So hilft Knoblauch

Wissenschaftlich belegt werden konnte der cholesterinsenkende Effekt besonders dann, wenn standardisierte Knoblauchpräparate langfristig eingenommen wurden. Knoblauch trägt dazu bei, daß das belastende LDL-Cholesterin vermindert und das »gute« HDL-Cholesterin dagegen vermehrt wird.

Knoblauchwein

▶ Kochen Sie 2 zerkleinerte Knoblauch-knollen in 1 l Weißwein kurz auf.

▶ Lassen Sie die Mischung 3 bis 4 Tage ziehen, und seihen Sie sie dann über ein Baumwolltuch oder eine Gaze ab.

▶ Von dieser Flüssigkeit trinken Sie täg-lich 1 Likörglas nach dem Frühstück.

■ Den Cholesterinspiegel kön-nen Sie am besten normalisie-ren, wenn Sie die Ursachen bekämpfen, das heißt Ihre Ernährung dauerhaft umstellen und zusätzlich über längere Zeit Knoblauchpräparate einneh-men. Wenn Ihre Lebensführung es Ihnen erlaubt, ist es am besten, wenn Sie möglichst täg-lich Knoblauch, in welcher Form auch immer, verzehren.

Darmparasiten

Vor allem Kinder haben häufig Würmer

Bei unklaren Bauchbeschwer-den, Afterjucken und Appetitlo-sigkeit sollten Sie an Würmer denken. Darmparasiten (siehe Seite 26), vor allem größere Würmer, können zu mechani-schen Hindernissen im Darm führen, den Gallengang und/oder den Wurmfortsatz (Blinddarm) befallen und somit auch Gelbsucht und Blind-

darmentzündung verursachen. Mit einer Stuhluntersuchung stellt der Arzt fest, um welche Würmer es sich handelt.

So hilft Knoblauch

Auch gegen Darmparasiten hat sich der Einsatz von Knoblauch seit altersher erfolgreich erwie-sen. Er lähmt die Darmparasi-ten, so daß sie leichter ausge-schieden werden können.

Die Würmer werden schneller ausge-schieden

■ Wurmbefall behandeln Sie in erster Linie mit frischem Knob-lauch.

Knoblauch in Milch

▶ Verrühren Sie 2 durchgepreßte Knob-lauchzehen in einer Tasse mit warmer Milch, und lassen Sie sie einige Minuten stehen.

▶ Noch lauwarm trinken.
Dauer der Behandlung etwa 14 Tage.

Knoblauchklistier

▶ 12 g Knoblauch (je nach Größe 3 bis 5 Knoblauchzehen) durchpressen, mit $1/4$ l kochendem Wasser übergießen. Nach 1 Minute durchseihen und abkühlen lassen.

▶ Lauwarm für 2 Einläufe verwenden.

■ Für Kinder nur die Hälfte der oben angegebenen Knoblauchmenge verwen-den.

Diabetes mellitus

Schon die Volksmedizin empfiehlt bei Zuckerkrankheit eine knoblauch- und zwiebelreiche Ernährung, vor allem beim sogenannten *Altersdiabetes* (Typ II, siehe auch Seite 33).

Gerade für Diabetiker ist Ausgleichssport, zum Beispiel Radfahren, besonders wichtig.

So hilft Knoblauch

Untersuchungen haben ergeben, daß Knoblauch die Insulinwirksamkeit zu erhöhen vermag. Seine blutzuckersenkende Wirkung wird vielfach dem Allicin und seinen Umbauprodukten zugeschrieben. Knoblauch wirkt auf breiter Ebene und vermindert die Begleitrisikofaktoren wie zum Beispiel Fettstoffwechselstörungen und hohen Blutdruck, die bei Diabetes häufig vorkommen.

■ Die Behandlung von Diabetes darf nie auf eigene Faust geschehen! Neben der ärztlich verordneten Therapie stärkt Sie der Verzehr von frischem Knoblauch. Empfehlenswert ist es, langfristig standardisierte Knoblauchpräparate einzunehmen.

Immer den Arzt fragen!

Wenn Sie an Altersdiabetes leiden und übergewichtig sind, ist zunächst eine Reduktionsdiät besonders geeignet. Sie wird durch Knoblauch erleichtert, da Knoblauch sättigt.

Leichter abnehmen mit Knoblauch

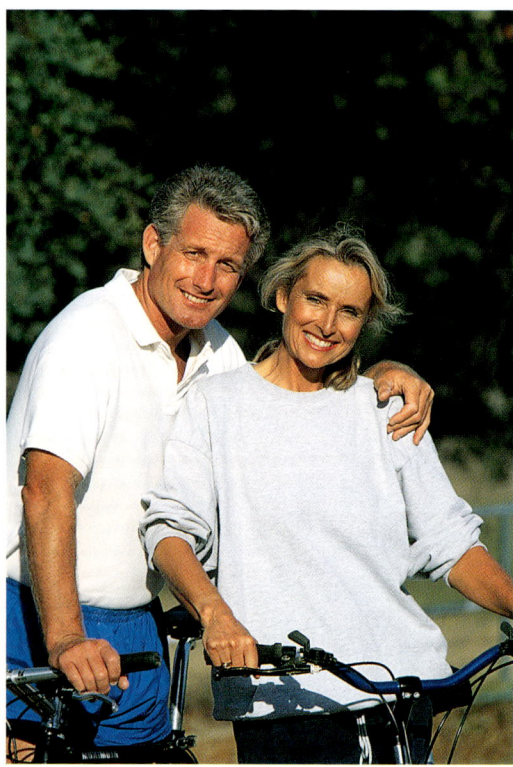

Durchblutungsstörungen

Durchblutungsstörungen begleiten häufig andere Erkrankungen. Sie treten zum Beispiel bei zu niedrigem Blutdruck, aber hauptsächlich in Verbindung mit der Arteriosklerose (Seite 32) auf. Bei zu niedrigem Blutdruck werden oftmals die feinen Kapillargefäße nicht mehr genügend durchblutet. Sie spüren das unter anderem an kalten Füßen oder Händen. Schwerwiegender sind Durchblutungsstörungen als Begleiterscheinung der Arteriosklerose.

Zuerst zum Arzt! ■ Holen Sie deshalb immer ärztlichen Rat ein, um die genaue Ursache feststellen zu lassen. Insbesondere bei Durchblutungsstörungen der Beingefäße kann es in der fortgeschrittenen Form zu der sogenannten *Schaufensterkrankheit* kommen. **Gehen unter Schmerzen** Die Betroffenen können nur kurze Strecken schmerzfrei zu Fuß zurücklegen und sind daher oft dazu gezwungen, beim Gehen Pausen einzulegen. Um ihr Leiden zu verbergen, bleiben sie in der Stadt häufig vor Schaufenstern stehen – daher hat die Erkrankung ihre volkstümliche Bezeichnung.

So hilft Knoblauch

Klinische Studien in Deutschland haben gezeigt, wie wirksam Knoblauch bei der Behandlung von *peripheren arteriellen Verschlußkrankheiten* – wie die Schaufensterkrankheit, aber auch das Raucherbein im Vorstadium bezeichnet werden – ist. 12 Wochen lang wurden Patienten mit standardisierten Knoblauchpräparaten behandelt; dazu kam ein Gehtraining zweimal die Woche. Die Gehstrecke, die sie schmerzfrei zurücklegen konnten, wurde in dieser Zeit um 46 Meter länger. Interessant war dabei, daß die Wirkung des Knoblauchs erst nach 4 Behandlungswochen einsetzte, dann aber über die Folgemonate hinaus dauerhaft zunahm. Das ist ein weiteres Zeichen dafür, daß Knoblauch vor allem über längere Zeit wirkt.

■ Bei der Behandlung von Durchblutungsstörungen eignen sich als Langzeittherapeutika standardisierte Knoblauchpräparate (siehe Tabelle, Seite 78 bis 81). Allerdings können Sie auch hier die Behandlung durch frischen Knoblauch ergänzen und abrunden.

Knoblauchpräparate eignen sich für die Langzeittherapie.

Entzündungen

Auslöser entzündlicher Prozesse können sowohl Bakterien als auch Pilzinfektionen sein, auf die der Körper mit überaktiver Abwehr reagiert. Entzündungen rufen die unterschiedlichsten Beschwerden hervor. Häufig vorkommende, leichtere Entzündungserscheinungen sind zum Beispiel:

- Entzündungen der oberen Atemwege (siehe Seite 55)
- lokale Entzündungen der Haut
- Entzündungen der Blase (siehe Seite 54)
- des Zahnfleisches
- des Darmtraktes

So hilft Knoblauch

Knoblauch bekämpft eine Vielzahl von entzündungsauslösenden Bakterien, Hefen und Pilzen in erster Linie durch seine antibiotische und entzündungshemmende Wirkung (siehe Seite 26). Sehr gute Therapieergebnisse wurden bei Hautentzündungen beobachtet, die durch Pilzbefall ausgelöst worden waren.

Wirksam gegen Pilzbefall

Knoblauch – innerlich und äußerlich

Knoblauchtinktur – äußerlich:

Eine antiseptische Wirkung hat folgender Ansatz:

▶ Drücken Sie den Saft von zu Brei zerdrückten Knoblauchzehen (je nach Größe 5 bis 7 Knoblauchzehen) mit Hilfe eines Baumwolltuches aus.

▶ Geben Sie zu diesem so gewonnenen Knoblauchsaft zehn Teile destilliertes Wasser und einen Teil 90prozentigen Alkohol (aus der Apotheke) hinzu.

▶ Diese Flüssigkeit eignet sich zur äußerlichen Anwendung. Die befallenen Hautstellen damit betupfen oder einen Wattebausch damit tränken und auf der befallenen Stelle fixieren.

innerlich:

Ein erprobtes Rezept, das sowohl bei Darmkatarrh, Durchfällen und entzündlichen Darmerkrankungen hilft:

Knoblauch mit Zitronen

▶ Bürsten Sie 3 unbehandelte Zitronen unter heißem Wasser ab, teilen Sie sie in Stücke und zerkleinern sie mit den Schalen zusammen mit 70 g geschälten Knoblauchzehen im Fleischwolf oder im Mixer.

▶ Geben Sie $1/2$ l abgekochtes, abgekühltes Wasser zu, und lassen Sie die Mischung 24 Stunden unter gelegentlichem Umrühren ziehen.

▶ Danach filtrieren Sie alles durch ein Baumwolltuch oder eine Gaze und füllen die Flüssigkeit in sterile Flaschen (dazu Flaschen mit warmem Wasser aufsetzen und kurz aufkochen lassen) ab.

▶ Nehmen Sie dann von dieser Flüssigkeit 3mal täglich 1 EL ein, gegebenenfalls zusammen mit einem Stück Brot, so lange bis alles verbraucht ist.

■ Wiederholen Sie diese Kur, falls nötig, erst wieder nach 6 Wochen.

■ Leichtere Entzündungen können Sie erfolgreich mit Knoblauch – besonders mit frischem – behandeln:

Bei Entzündungen: Knoblauch mit Zitronen

● Bei leichten, durch Pilze und Hefen ausgelösten, Hautentzündungen hat sich die frühzeitige Behandlung mit frisch gepreßtem Knoblauchsaft, gegebenenfalls mit Wasser und Alkohol verdünnt, bewährt (siehe Rezept im Kasten).
● Zahnfleischentzündungen heilen schneller, wenn Sie die entzündete Stelle mit frisch gepreßtem Knoblauchsaft einreiben.
● Entzündliche Erkrankungen der oberen Atemwege behandeln Sie mit süßem Knoblauchsaft oder Knoblauch-Honig-Brot (siehe Seite 56).

Fußpilz

Pilze lieben ein feuchtes und warmes Milieu. Dort gedeihen sie am besten. Deshalb sind gerade Schwimmbäder die idealen Infektionsherde für Fußpilzerkrankungen. Haben Sie sich trotz aller Vorsicht – möglichst immer Badeschuhe tragen, die Füße nach dem Baden gut abtrocknen, vor allem auch zwischen den Zehen – eine Fuß-

pilzinfektion geholt, kann auch hier Knoblauch helfen.

So hilft Knoblauch

Die nützlichen Wirkstoffe des Knoblauchs breiten sich, nachdem Sie ihn gegessen haben, sehr rasch im gesamten Körper aus und bekämpfen die Pilze – auch den Fußpilz – von innen her (siehe auch das Rezept *Knoblauch mit Zitronen* im Kasten auf Seite 60). Bei Hautpilzerkrankungen hilft es zusätzlich, wenn Sie Knoblauch äußerlich anwenden.

Wenden Sie bei Pilzbefall Knoblauch innerlich und äußerlich an

■ Sehr wirksam bei akutem Fußpilzbefall ist es, wenn Sie die befallenen Stellen mit frisch gepreßtem Knoblauchsaft (Seite 60, 74) bestreichen.

▶ Um die Einwirkzeit zu verlängern, tränken Sie kleine Wattetupfer mit dem Saft, legen sie auf die befallenen Stellen, binden sie fest und lassen sie über Nacht einwirken.
▶ Da Pilzerkrankungen jedoch sehr hartnäckig sind und auch ohne äußere Anzeichen noch Pilze vorhanden sein können, ist es sinnvoll, die Behandlung noch einige Tage länger fortzuführen, auch wenn Sie mit bloßem Auge nichts mehr erkennen.

Gedächtnisschwäche

Viele ältere Menschen klagen über ihr nachlassendes Kurzzeitgedächtnis. Daß die Merkfähigkeit allmählich abnimmt, ist ganz natürlich. Man geht davon aus, daß die Nachrichtenübermittlung zwischen den Gehirnzellen im Alter nicht mehr so gut funktioniert. Ursache dafür sind häufig Ablagerungen in den Blutgefäßen des Gehirns und eine dadurch bedingte mangelnde Sauerstoffversorgung der Zellen.

Gezieltes Training hilft dem Gedächtnis

So hilft Knoblauch

Das im Knoblauch enthaltene Adenosin im Zusammenhang mit Ajoen und weiteren Sulfiden fördert die geistige Leistungsfähigkeit. Es sorgt für eine bessere Sauerstoffzufuhr und wirkt den Ablagerungen in den Blutgefäßen entgegen. Wichtig dabei ist, daß Sie Knoblauch über einen längeren Zeitraum einnehmen.

■ Verwenden Sie neben Knoblauchpräparaten (Kapseln, Dragees) und Knoblauchsaft so oft wie möglich frischen Knoblauch, und stellen Sie sich Ihre Knoblauchpräparate selbst her.

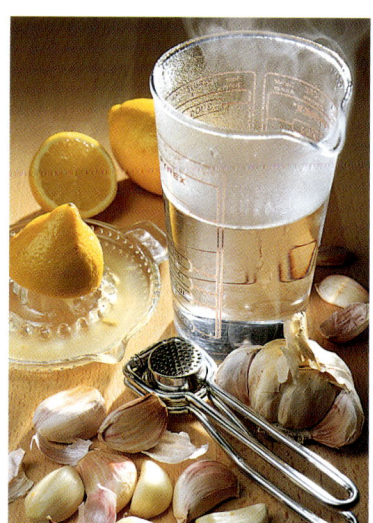

Knoblauch – mit kochendem Wasser aufgegossen und mit Zitrone gemischt – hält Ihren Geist fit.

Knoblauchabsud mit Zitrone

▶ Übergießen Sie 70 g gepreßten Knoblauch mit $1/2$ l kochendem Wasser.
▶ Wenn das Wasser abgekühlt ist, geben Sie den Saft von 2 Zitronen zu und lassen die Flüssigkeit in einem dunklen, kühlen Raum (oder im Kühlschrank) 5 Tage ziehen.
▶ Danach seihen Sie alles über ein Baumwolltuch ab und bewahren den Absud in einem dunklen Glas kühl auf.
▶ Von diesem Absud trinken Sie täglich 1 Schnapsglas. Je nach Geschmack mit etwas Honig süßen.

Herzinfarkt/ Reinfarkt

Wie es zu einem Herzinfarkt kommt

Zu einem Herzinfarkt kommt es, wenn die Arterie, die das Herz versorgt, plötzlich undurchlässig wird. Die durch Verkalkung verengte Arterie wird durch ein Blutgerinnsel, ein sogenanntes *Thrombus*, verschlossen (siehe Seite 30).

Hauptsymptome des Herzinfarktes

Anzeichen für einen Herzinfarkt können sehr starke, anhaltende Herzschmerzen sein, die oft mit Angstsymptomen verbunden sind und auf den Hals, die Oberarme, bandförmig um den Brustkorb und in den Oberbauch ausstrahlen.
Diese Beschwerden werden unter Umständen auch von Atemnot, Übelkeit und Bewußtseinsstörungen begleitet.

■ Bei diesen Symptomen müssen Sie sofort einen Arzt aufsuchen.

Wenn Sie bereits einen Infarkt hatten, der therapiert und klinisch behandelt wurde, so ist es besonders wichtig, daß Sie einen *Reinfarkt* (einen erneuten Infarkt) verhindern.

So hilft Knoblauch

Die Wirkstoffe des Knoblauchs verringern die Ablagerungen in den Blutgefäßen und können vorhandene sogar langsam auflösen. Darüber hinaus verbessern sie die Fließeigenschaften des Blutes und verhindern die Bildung von Blutgerinnseln. Knoblauch kann auch wirksam der Gefahr eines erneuten Infarktes vorbeugen.

Risikofaktoren vermeiden

Ihr Herz stärken und auf lange Sicht schützen können Sie jedoch nur, wenn Sie allgemeine vorbeugende Maßnahmen ergreifen und Ihre Lebensweise entsprechend umstellen. Das bedeutet zum Beispiel, Streß und übermäßige körperliche Anstrengung zu vermeiden, die Ernährung umzustellen, nicht zu rauchen und wenig oder keinen Alkohol zu trinken.

■ Wenn Sie herzinfarktgefährdet sind oder schon einen Herzinfarkt erlitten haben, nehmen Sie am besten regelmäßig standardisierte Knoblauchpräparate (siehe Tabelle, Seite 78). Reichern Sie zusätzlich die vom Arzt empfohlene Kost – wann immer möglich – mit frischem Knoblauch an.

Mit Knoblauch vorbeugen und die Ursachen bekämpfen

Langfristig Knoblauchpräparate einnehmen

Herzschwäche (Herzinsuffizienz)

Wenn das Herz unregelmäßig schlägt Ständiger Bluthochdruck bewirkt im Herzmuskel, vereinfacht gesagt, kleine Muskelrisse (Nekrosen). Sie führen zu Herzrhythmusstörungen.

So hilft Knoblauch

Studien zeigten, daß nach der Einnahme von Knoblauch die Risse eindeutig zurückgingen. Auch die Herzrhythmusstörungen verschwanden. Die Herzleistung verbesserte sich. Da er blutdrucksenkend wirkte, stärkte Knoblauch auch den Herzmuskel.

■ Nehmen Sie bei Herzschwäche langfristig Knoblauchpräparate ein, und machen Sie zwischendurch eine Knoblauchkur, zum Beispiel mit dem Knoblauch-Elixier (Seite 50).

Insektenstiche

Bei gefährlichen Stichen sofort zum Arzt! Bei Stichen in Auge, Zunge oder Mundhöhle sowie bei Anzeichen von allergischen Reaktionen wie Atembeklemmung müssen Sie sofort einen Arzt aufsuchen!

So hilft Knoblauch

Harmlose Stiche mit Knoblauchsaft behandeln Bei weniger gefährlichen Mücken-, Bienen- oder Wespenstichen hat sich Knoblauch als schnell wirkendes Heilmittel erwiesen. Die antiseptische Wirkung des Knoblauchs verhindert starke Schwellungen und eventuelle Entzündungen (siehe auch Seite 59) oder bringt sie zum Abklingen und lindert den Schmerz.

So behandeln Sie Insektenstiche

▶ Ziehen Sie den Stachel (bei einem Wespenstich, aber auch vor allem den Stachel von Bienen) vorsichtig mit einer Pinzette – falls Sie eine zur Hand haben – heraus. Achten Sie darauf, daß Sie nicht auf die möglicherweise noch am Stachel anhaftende Giftdrüse drücken!

▶ Frisch gepreßter Knoblauchsaft (Seite 60, 74) ist ein ideales Einreibemittel bei allen Insektenstichen.

▶ Wenn Sie keinen Saft verfügbar haben, schneiden Sie eine große Knoblauchzehe auf und legen sie mit der Schnittfläche auf den Stich. Auch Zwiebeln wirken hier hervorragend.

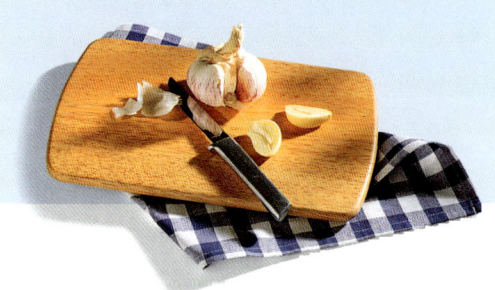

Kopfschmerzen

Kopfschmerzen können vielfältige Ursachen haben. Deshalb gilt für langanhaltende Kopfschmerzen, die immer wiederkehren: Holen Sie ärztlichen Rat ein! Einfache Kopfschmerzen, die oft nach psychischen und körperlichen Streßsituationen auftreten, sowie sogenannte Spannungskopfschmerzen (bei verspannter Nacken- und Rückenmuskulatur) können Sie durch Knoblauch lindern oder erfolgreich lösen.

Bei ständigen Kopfschmerzen: unbedingt zum Arzt!

So hilft Knoblauch

Knoblauch wirkt bei Kopfschmerzen durch seine gefäßerweiternde Eigenschaft und das vielfältige Zusammenwirken seiner Inhaltsstoffe. Neben *Ajoen* spielt hierbei möglicherweise auch die *Salizylsäure* – Hauptbestandteil des Aspirins – eine Rolle (siehe Seite 20).

■ Wenn Sie akut Kopfschmerzen haben, probieren Sie gedünsteten Knoblauch, der anschließend mit Olivenöl beträufelt wird. In dieser Zubereitungsart entwickelt er schmerzstillende Komponenten, die in der Wirkung dem Schmerzmittel Ibuprofen vergleichbar sind.

Knoblauch zum Lutschen

Eine kulinarische Abwandlung ist das folgende Rezept aus Spanien:

▶ Befreien Sie mehrere große Knoblauchknollen so von der äußeren Haut, daß die Knolle noch zusammenhält. Die Hauptzwiebel drehen Sie in der Mitte der Knolle heraus.
▶ Füllen Sie eine Backform mit etwas Wasser, legen Sie die Knoblauchknollen hinein, und backen Sie sie im Backofen bei 180° etwa 35 bis 45 Minuten.
▶ Danach beträufeln Sie die Knollen mit Olivenöl und bestreuen sie mit feingehackter Petersilie.
▶ Das Fruchtfleisch wird einfach aus den Knoblauchzehen ausgesaugt. Dazu paßt Stangenweißbrot.

Besonders köstlich sind ganze Knollen, im Ofen gebacken und danach mit Olivenöl beträufelt.

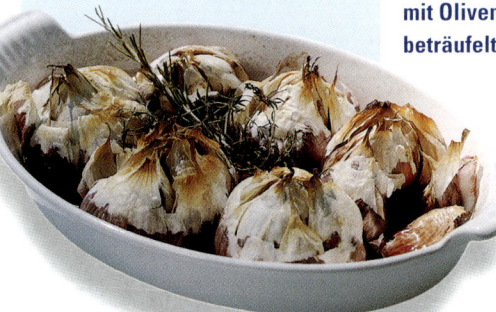

Krampfadern

Krampfadern und sogenannte Besenreiser entstehen häufig aufgrund einer anlagebedingten Bindegewebsschwäche. Sie werden auch gefördert, wenn das Blut in den Beinvenen nicht ungehindert fließen kann oder der Blutrückfluß gehemmt wird – zum Beispiel durch langes Stehen, nach Operationen und Knochenbrüchen, in der Schwangerschaft oder bei Herz- und Kreislauferkrankungen.

Frauen leiden häufig unter Krampfadern

So hilft Knoblauch

Knoblauch wirkt bei Krampfadern und eventuellen Komplikationen wie Venenentzündungen in mehrfacher Hinsicht:

● Er verbessert die Fließeigenschaften des Blutes, so daß das venöse Blut leichter zum Herzen zurückfließen kann.
● Seine Wirkstoffe stärken das Herz und verbessern dessen Pumpleistung.
● Knoblauch verhindert, daß sich in den Krampfadern aufgrund des Blutstaus Blutgerinnsel bilden und vermag bereits entstandene aufzulösen.
● Da Knoblauch entzündungshemmend wirkt, beugt er Venenentzündungen vor.

■ Wer unter Krampfadern leidet, dem hilft der regelmäßige Verzehr von frischem Knoblauch. Aber auch Knoblauchpräparate (siehe Tabelle, ab Seite 78) sind zu empfehlen.

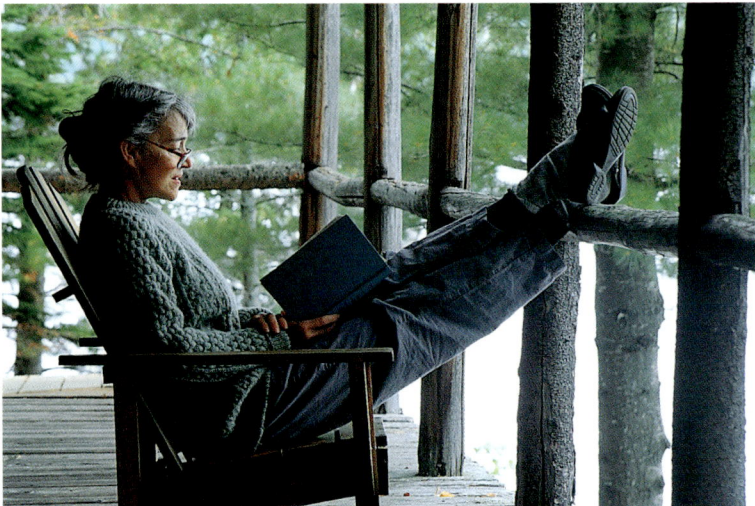

Legen Sie die Füße hoch, und entspannen Sie so oft es geht – das entlastet die Beine.

Kreislauf-erkrankungen

Bei einem gesunden Kreislauf kann das Blut ungehindert und gleichmäßig durch die Gefäße strömen. Im »großen Kreislauf« wird der Organismus über die Arterien mit Sauerstoff und Nährstoffen versorgt, das Abbauprodukt Kohlenmonoxid wird über die Venen abtransportiert. Im »kleinen Kreislauf« oder »Lungenkreislauf«wird das Kohlenmonoxid wieder gegen frischen Sauerstoff ausgetauscht. Die Kreisläufe gehen vom Herzen aus wieder zum Herzen zurück. Das Herz pumpt das Blut in die Gefäße und muß dabei einen mehr oder weniger großen Druck aufwenden. Der Kreislauf wird gestört, wenn dieser Druck auf Dauer zu hoch oder zu niedrig ist. Vor allem hoher Blutdruck und Arterienverkalkung (Seite 32) führen zu Kreislauferkrankungen.

Kreislauferkrankungen gehören immer in die Hand des Arztes!

Häufige Anzeichen für Kreislauferkrankungen
- Kopfschmerzen
- Herzklopfen
- Schwindelgefühl
- flache Atmung
- kalte Hände und Füße

So hilft Knoblauch

Frischer Knoblauch und Knoblauchpräparate können Kreislauferkrankungen wirksam vorbeugen. Mit der Gefäßverkalkung vermindert sich auch die Elastizität der Gefäßwände. Knoblauch vermag die Gefäßelastizität positiv zu beeinflussen. Klinische Studien haben ergeben, daß die regelmäßige Einnahme von standardisierten Knoblauchpräparaten bereits nach einigen Wochen zu einer spürbaren, 20prozentigen Verbesserung der Gefäßelastizität führt.

Hält die Gefäße elastisch

Sind jedoch schon erste Anzeichen einer Erkrankung aufgetreten, können Sie Knoblauch unterstützend zur ärztlichen Therapie einsetzen. Seine Wirkstoffe tragen entscheidend dazu bei, daß Ihr Befinden sich verbessert.

■ Kreislauferkrankungen beugen Sie am besten mit einer Langzeittherapie vor. Besonders Männern wird empfohlen, bereits ab dem 40. Lebensjahr Knoblauchpräparate einzunehmen. Für Frauen gilt diese Empfehlung vor allem nach dem Klimakterium.

Halten Sie Ihren Kreislauf mit Knoblauchpräparaten in Schwung.

Menstruations-beschwerden

Menstruationsstörungen treten häufig während der Pubertät und dann wieder im Klimakterium auf. Ursachen sind unter anderem die hormonellen Veränderungen und die damit verbundenen Schwankungen im Hormonspiegel. Aber auch übermäßige seelische oder körperliche Belastungen sowie Dauerstreß können den Hormonhaushalt durcheinanderbringen.

Dauerstreß bringt den Zyklus durcheinander

So hilft Knoblauch

Bereits im Altertum spielte der Knoblauch bei der Behandlung von Frauenleiden, und hier besonders bei Menstruationsbeschwerden, eine bedeutende Rolle. Er diente zum »Hervorlocken der Regel« (siehe Seite 13).
Diese Erfahrung der alten Heilkundigen ist in im wesentlichen auch heute noch gültig: Die Wirkstoffe des Knoblauchs greifen regulierend in den Hormonhaushalt ein, so daß ein Östrogenüberschuß und die dadurch ausgelösten Folgen (Ausbleiben oder Verzögerung der Regel) verhindert oder abgeschwächt werden.

Knoblauch reguliert den Hormonhaushalt

Knoblauchbrot mit Walnüssen

Wenn Sie sich etwas Gutes tun wollen:
▶ Bestreichen Sie eine Scheibe Brot mit Butter, geben Sie darauf eine in feine Scheibchen geschnittene Knoblauchzehe und 2 gehackte Walnußhälften.
▶ Nun beträufeln Sie das Knoblauch-Walnuß-Brot mit Bienenhonig.
Das ist nicht nur ein wirksames Mittel, mit dem Sie Ihren Hormonhaushalt ausgleichen und ganz allgemein etwas für Ihre Gesundheit tun, sondern auch ein echter Genuß, der Appetit auf mehr macht.

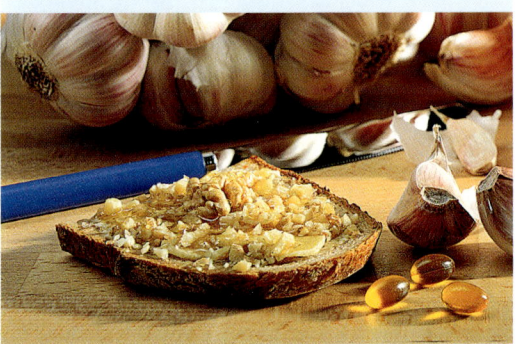

■ Wenn Sie unter erhöhter seelischer oder körperlicher Belastung stehen, die sich auch auf Ihre Menstruation auswirkt, essen Sie so oft wie möglich frischen Knoblauch. Nehmen Sie mit Beginn der Wechseljahre regelmäßig Knoblauchpräparate ein. Das hilft Ihnen, die hormonellen Schwankungen besser auszugleichen.

Diese ungewöhnliche, aber köstliche Kombination schmeckt nicht nur Frauen.

Ohrenschmerzen

Da Ohrenschmerzen oftmals die Auswirkung einer ernsthaften Erkrankung sein können, sollte zunächst der Arzt die Ursache abklären.

So hilft Knoblauch

Bei leichteren Ohrenentzündungen oder Beschwerden, die mit einer Erkältung einhergehen, wirkt vor allem frischer Knoblauch antibiotisch und entzündungshemmend.

Knoblauchzäpfchen

▶ Erwärmen Sie 2 Knoblauchzehen in Speiseöl, wickeln Sie sie dünn in Watte oder Gaze ein und stecken sie noch warm in die Ohren.
▶ Lassen Sie die Ohrenzäpfchen über Nacht wirken. Selbst wenn nur ein Ohr betroffen ist, sollten Sie beide Ohren behandeln.

Ohrentropfen

▶ Pressen Sie 2 Knoblauchzehen durch und drücken den Brei mit Hilfe eines Baumwolltuches oder einer Gaze aus.
▶ Den Saft vermischen Sie mit einem Schnapsglas destilliertem oder abgekochtem Wassser und träufeln lauwarm einige Tropfen ins Ohr.
Die Lösung wirkt antiseptisch und entzündungshemmend.

Potenzstörungen

Seit dem Altertum bis in die heutige Volksmedizin wird der Knoblauch für seine potenzstärkende Wirkung gerühmt. Er ist jedoch keinesfalls ein Wundermittel. Die moderne Forschung hat trotzdem nach möglichen Wirkungszusammenhängen gesucht und ist dabei auf einige höchst interessante Ergebnisse gekommen.

So hilft Knoblauch

Eine einleuchtende Erklärung dafür, daß Knoblauch die männliche Potenz stärkt, ist seine durchblutungsfördernde Wirkung. In diesem Zusammenhang wurde auch festgestellt, daß er die Bildung von Stickoxid erhöht, dem eine entscheidende Rolle bei der Erektion zugeschrieben wird. Wenn dagegen ein Mangel an Stickoxid herrscht, kommt es leichter zu Potenzstörungen.

■ So wie die Herzensbrecher im Mittelalter jeden Morgen eine Knoblauchzehe kauten, ist Knoblauch auch für den modernen Liebhaber in jeder Form zu empfehlen. Allerdings genießen Sie heute den Knoblauch besser zu zweit. Denn ein köstliches Knoblauchgericht ist allein

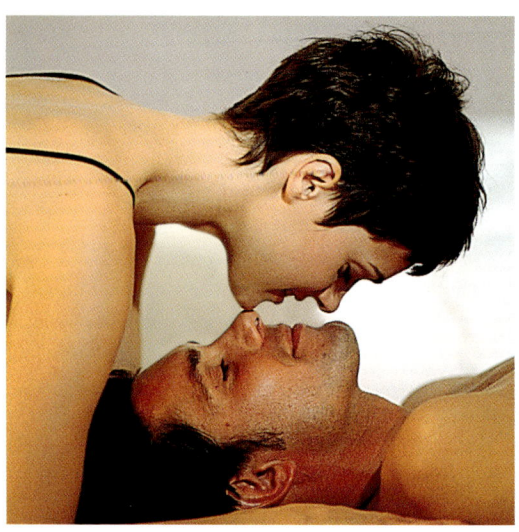

… und manchmal auch ein Knoblauchgericht.
schon ein sinnliches Vergnügen, das auf beide überaus anregend wirken kann.

Das Liebesmenue für die Sinne

Das Menue für einen romantischen Abend zu zweit muß nicht immer aufwendig sein:
Antipasto:
Bruschetta (Rezept, Seite 87) mit Prosecco
Primo Piatto (oder hier das Hauptgericht):
Spaghetti mit Knoblauch und Olivenöl (Rezept, Seite 90)
Zum Abschluß einen Espresso.
Das ist ein köstliches, höchst einfaches Essen, das nicht belastet und Sie bestens aufeinander einstimmt. Kerzenlicht und gedämpfte Musik tragen ihr übriges dazu bei, um die Sinne zu erfreuen.

Thrombosen

Thrombosen können lebensgefährliche Folgen wie Herzinfarkt, Gehirnschlag oder eine Lungenembolie haben. Wie sie entstehen, ist auf Seite 30 beschrieben. Als besonders gefährdet gelten starke Raucher oder Frauen, die Hormonpräparate einnehmen. Aber auch nach Operationen und Knochenbrüchen und bei fortgeschrittener Arteriosklerose können sich Thrombosen bilden.

Rauchen fördert die Thrombosegefahr

So hilft Knoblauch

Knoblauch und vor allem seine Inhaltsstoffe *Allicin* (in Form seiner Umwandlungsprodukte) und *Adenosin* (siehe Seite 19, 20) verhindern vorbeugend das Zusammenklumpen der Blutplättchen. Sie machen das Blut dünnflüssiger. Dadurch strömt es schneller durch die Gefäße, so daß sich die Plättchen nicht mehr so häufig an deren Wänden anlagern und Blutgerinnsel bilden.
Leiden Sie aber bereits unter einer Verdickung des Blutes, und neigen die Blutplättchen verstärkt zur Verklumpung, so wirkt Knoblauch auch diesen Störungen positiv entgegen (siehe auch Durchblutungsstörungen, Seite 58).

Je dickflüssiger das Blut, desto leichter verklumpt es

■ Beugen Sie Thrombosen rechtzeitig vor, indem Sie neben frischem Knoblauch in allen Formen regelmäßig Knoblauchpräparate einnehmen. Das gilt vor allem dann, wenn Sie zu den Risikogruppen gehören.

Allerdings: Knoblauch essen und munter weiterrauchen – das ist keine sehr erfolgreiche Therapie. Versuchen Sie, sich so schnell wie möglich das Rauchen abzugewöhnen – leckere Knoblauchkost (Rezepte ab Seite 86) hilft Ihnen dabei!

Bleiben Sie frisch – auch nach dem Essen!

Dickes Blut macht müde: Nach einer fettreichen Mahlzeit wird das Blut dickflüssig. Dadurch wird weniger Sauerstoff transportiert, und das führt zu den bekannten Ermüdungserscheinungen nach einer reichhaltigen Mahlzeit. Wenn Sie jedoch gleichzeitig mit dem Essen Knoblauch aufnehmen, wird die Blutbeschaffenheit bis zu 5 Stunden nicht beeinflußt. Sie werden nach der Mahlzeit nicht müde und bleiben leistungsfähig.

Ein besonderer Tip für Autofahrer!

Verdauungsstörungen

Die Verdauung ist gestört, wenn der Verdauungsvorgang im Magen- und Darmtrakt nicht geregelt ablaufen kann. Dann kommt es zum Beispiel zu Völlegefühl, Blähungen (siehe Seite 53), Durchfall oder Verstopfung. Ursachen dafür sind häufig ein Mangel an Verdauungssäften und Galle, *pathogene* (krankmachende) Bakterien, die sich im Darm ausbreiten, oder entzündliche Prozesse innerhalb des Verdauungstraktes.

Eine schlechte Verdauung belastet den ganzen Körper

So hilft Knoblauch

● Knoblauch wirkt aufgrund seiner entzündungshemmenden, bakterien-, pilz- und hefetötenden Eigenschaften diesen Ursachen entgegen. Er geht jedoch, im Gegensatz zu den meisten Medikamenten, gegen die Krankheitserreger vor, ohne die gesunde Darmflora zu schädigen.
● Darüber hinaus fördert Knoblauch die Verdauung, indem er die Ausschüttung der Verdauungssäfte und der Galle in den Dünndarm unterstüzt. Auch regt er die Eigenbewegung des Darmes an und erleichtert somit die Verdauung.

Bekämpft die Ursachen

Knoblauch und Joghurt helfen dem Darm. ■ Essen Sie regelmäßig Knoblauch, um Ihre Darmflora gesund zu erhalten. Ballaststoffreiche Kost mit viel Knoblauch sorgt für eine gute Verdauung.

Knoblauch mit Joghurt

▶ Drücken Sie 1 Knoblauchzehe in der Knoblauchpresse durch, und verrühren Sie sie mit 1 TL Olivenöl zu einer Paste.
▶ Die Paste vermischen Sie mit einem Becher Naturjoghurt und einer Prise Zucker oder Honig.
Diese Knoblauchzubereitung ist sogar für Gallenkranke bekömmlich!

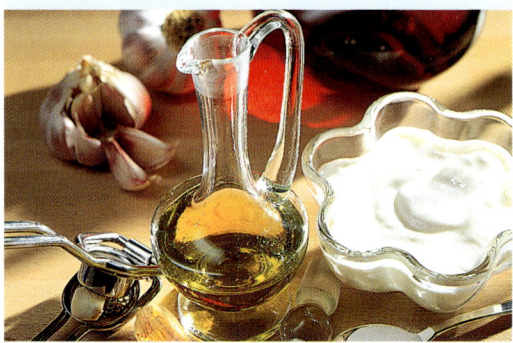

Vorbeugung gegen Krebserkrankungen

Unter den weltweiten Todesursachen stehen Krebserkrankungen nach Infektions- und Parasitenerkrankungen sowie Herz- und Kreislauferkrankungen an dritter Stelle. In Deutschland dagegen folgen sie den Herz- und Kreislauferkrankungen an zweiter Stelle, da man hier parasitär und infektiös ausgelöste Krankheiten in den meisten Fällen wirksam mit Medikamenten behandeln kann. Bei der Entstehung von Krebs treffen immer mehrere Faktoren zusammen. Das Gleichgewicht des Abwehrsystems ist gestört, so daß sich die Krebszellen unkontrolliert vermehren können. Schädliche Umwelteinflüsse und falsche Ernährung sind die Hauptverantwortlichen, aber auch bestimmte Erreger und erbliche Anlagen können als Risikofaktoren eine Rolle spielen.

Innere und äußere Belastungen spielen eine Rolle

Neue Forschungsergebnisse

In den letzten Jahrzehnten wurde in der Forschung dem Wesen und Wirken von Bakterien und Viren besondere Aufmerksamkeit gewidmet. Dabei kam man zu vielen neuen und überraschenden Erkenntnissen. So entdeckten bereits in den 80er Jahren die amerikanischen Forscher Robin Warren und Barry Marshall, daß das Bakterium *Helicobacter pylori* die eigentliche Ursache für Magengeschwüre ist (siehe Seite 34). Man hat zudem festgestellt, daß dieses Bakterium auch verantwortlich für Erkrankungen des Zwölffingerdarmes ist, und es steht im Verdacht, Auslöser von Magenkrebs zu sein. Aber auch Viren wurden als Krebsverursacher erkannt.

So hilft Knoblauch

Bei so schweren Erkrankungen wie Krebs kann Knoblauch niemals als Heilmittel angesehen werden. Aufgrund seiner nachgewiesenen antibakteriellen und antiviralen Eigenschaften spielt er jedoch eine gewisse Rolle als pflanzliches Vorbeugungsmittel gegen Krebserkrankungen.

Knoblauch beugt vor

Gerade wenn es darum geht, Magen- und Darmkrebs vorzubeugen wirken vor allem die *Sulfide* (Seite 18) des Knoblauchs wie auch der Zwiebel positiv. Beim Knoblauch haben jedoch sowohl die schwefelhaltigen wie die schwefelfreien Wirkstoffe ein *antikanzerogenes* (gegen den Krebs gerichtetes) Potential. Sie verteilen sich darüber hinaus wirksam im gesamten Organismus. Deshalb kann man davon ausgehen, daß Knoblauch seine vorbeugenden Eigenschaften auch gegen andere Krebserkrankungen entfaltet.

Beim Knoblauch wirken alle Inhaltsstoffe zusammen

■ Bei der Krebsvorbeugung kann nur eine langfristige und dauerhafte Knoblauchzufuhr wirksam sein. Neben frischem Knoblauch sind standardisierte Knoblauchpräparate zu empfehlen.

Warzen

Warzen sind braunverfärbte, linsenförmige Gebilde, die auf der Haut aufsitzen und oftmals durch Viren hervorgerufen werden. Sie siedeln sich meist im Gesicht, auf den Armen und am Oberkörper an.

Hautkrebs ausschließen

Lassen Sie Warzen von einem Arzt untersuchen. Nur so können Sie ausschließen, daß es sich dabei um ein *malignes Melanom* (Hautkrebs) handelt, das ähnlich aussehen kann.

So hilft Knoblauch

Wenn Viren die Auslöser der Warzen sind, kann Knoblauch aufgrund seiner virenbekämpfenden Eigenschaft (Seite 24) gute Dienste leisten.

■ Behandeln Sie Warzen direkt mit frischem Knoblauch.

Wirksam bei Warzen: das Knoblauchpflaster (siehe nächste Seite)

Knoblauch-Pflaster

▶ Legen Sie 1 geschälte Knoblauchzehe in ein kleines Glas, und übergießen Sie sie mit Essig. Nach 24 Stunden schneiden Sie eine 1 bis 2 mm dicke Scheibe ab und geben den Rest wieder in den Essig zurück.

▶ Decken Sie nun die gesunde Haut rings um die Warze mit einem Pflaster ab. Dazu schneiden Sie ein entsprechend großes Loch im Pflaster aus.

▶ Legen Sie die Knoblauchscheibe auf die Warze auf und fixieren sie mit einem weiteren Pflaster, so daß sie gut abgedeckt ist. Über Nacht wirken lassen.

▶ Den Vorgang mehrmals wiederholen.

Nicht an Muttermalen (Pigmentflecken) anwenden!

Wundheilung

Kleine Riß-, Schürf-, Schnitt- oder Stichwunden zerstören die Schutzfunktion der Haut und machen den Weg frei für Bakterien und Pilze, die ungehindert in den Körper eindringen können. Nicht behandelte Wunden entzünden sich leicht.

So hilft Knoblauch

Bei oberflächlichen Verletzungen der Haut können Sie die desinfizierende und entzündungshemmende Wirkung von frischem Knoblauch nützen. Wie schon erwähnt, hat man noch im letzten Weltkrieg frischen Knoblauchsaft wegen seiner antibiotischen Wirkung bei der Behandlung von Kriegsverletzungen – seinerzeit noch aus Mangel an Penicillin – eingesetzt (siehe Seite 24).

■ Damit sich auch eine oberflächliche Wunde nicht entzündet, können Sie sie auch heute noch mit frischem Knoblauchsaft behandeln.

Bewahren Sie den frischen Knoblauchsaft in kleinen, dunklen Flaschen an einem kühlen Ort auf.

Knoblauchsaft für kleine Wunden

▶ Zerquetschen Sie je nach Bedarf 1 bis 2 Knoblauchzehen und pressen sie in einem Bauwolltuch (oder Gaze) aus.

▶ Den so gewonnenen frischen Saft verdünnen Sie eventuell mit abgekochtem Wasser 1:1 und tupfen ihn vorsichtig auf die Wunde auf – so lange, bis diese deutlich sichtbar abgeheilt ist.

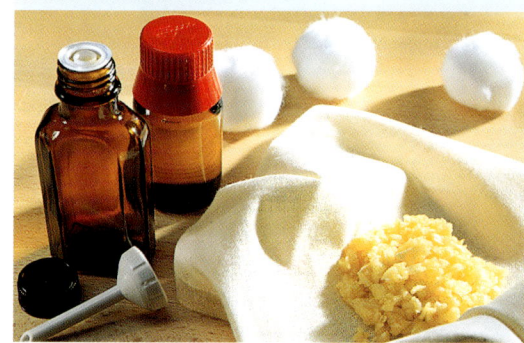

Knoblauch-präparate

Knoblauchpräparate zählen zu den ältesten industriell hergestellten pflanzlichen Heilmitteln. Aufgrund empirischer Erkenntnisse über ihre Wirksamkeit wurden sie traditionell vor allem als *Geriatrika* (Mittel zur Behandlung von Altersbeschwerden) sowie als Mittel zur Vorbeugung gegen allgemeine Gefäßverkalkung und ihrer Folgekrankheiten eingesetzt.

Hilfreich vor allem bei Altersbeschwerden

Freiverkäufliche Arzneimittel

Heute sind Knoblauchpräparate grundsätzlich Arzneimittel. Das bedeutet, daß sie zwar frei verkäuflich, das heißt ohne Rezept erhältlich sind, aber eine Zulassung oder Registrierung nach dem Arzneimittelgesetz haben müssen. Wenn man dem Arzneimittelgesetz folgt, sind Arzneimittel unter anderem »Stoffe, die dazu bestimmt sind, durch Anwendung im menschlichen Körper Leiden, Körperschäden oder krankhafte Beschwerden zu heilen, zu lindern oder zu verhüten.«

Knoblauchpräparate – Grundlage der Forschung

Mit wenigen Ausnahmen beziehen sich die meisten wissenschaftlichen Studien über die pharmakologische wie auch die medizinische Wirkung des Knoblauchs und seiner Inhaltsstoffe auf Knoblauchpräparate. Der Grund hierfür ist, daß der Wirkstoffgehalt dieser Präparate nicht den natürlichen Schwankungen von frischem Knoblauch unterliegt, sondern genau bekannt und gleichbleibend, das heißt *standardisiert* ist. Diese Standardisierung gewährleistet für die Forschungsvorhaben wiederholbare und miteinander vergleichbare Ergebnisse.

Gleichbleibender Wirkstoffgehalt

Nachdem heute Herz-Kreislauferkrankungen in den Industrieländern Todesursache Nummer Eins sind, ist die Forschung besonders daran interessiert, die Wirkung des Knoblauchs im Zusammenhang mit der Arteriosklerose und ihren Risikofaktoren (siehe Seite 32, 51) aufzuschlüsseln.

Forschungsschwerpunkt: Knoblauch und Arterienverkalkung

Welche Präparate gibt es?

Je nach Herstellungsverfahren unterscheiden sich Knoblauchpräparate in ihrer Zusammensetzung, dem Wirkstoffgehalt und in der Darreichungsform.

In Knoblauchpräparaten ist entweder *Alliin* – die Ausgangssubstanz aller entscheidenden Knoblauchwirkstoffe (siehe Seite 19) – enthalten, aus dem dann im Verdauungstrakt *Allicin* und seine Folgeprodukte entstehen. Oder es sind bereits die Folgeprodukte vorhanden, die schon bei der Verarbeitung entstanden sind. Für die Knoblauchwirkung sind die Allicin-Folgeprodukte in ihrer Gesamtheit zuständig. Deshalb kann allen sorgfältig hergestellten Knoblauchpräparaten eine Wirkung zugesprochen werden. Allerdings spielt die jeweilige Dosierung eine Rolle.

Auf die Dosierung kommt es an

werden Tabletten gepreßt, die mit einem dünnen Film überzogen (*dragiert*) werden, der sie vor Luftfeuchtigkeit und Geruchsausbreitung schützt. Die Dragees sind zwar selbst geruchlos, aber nach der Einnahme kann sich der Knoblauchgeruch sowohl über die Atemluft wie auch über die Haut bemerkbar machen.

Ein gewisser Geruch bleibt

Auf den Alliingehalt achten

Knoblauchpulverpräparate enthalten außer Wasser alle Inhaltsstoffe des Knoblauchs, wobei für ihre Wirksamkeit der *Alliingehalt* und die *Alliinase* wesentlich sind. Achten Sie deshalb darauf, daß Präparate aus Trockenpulver standardisiert sind.

So bedeutet beispielsweise die Angabe *standardisiert auf 1,0 bis 1,4% Alliin entsprechend 0,5 bis 0,7% Allicin* ein besonderes Qualitätsmerkmal. Der Verbraucher kann daraus schließen, daß er hier ein Arzneimittel mit garantiertem Wirkstoffgehalt vor sich hat.

Dragees aus Trockenpulver

Diese Präparate werden hergestellt, indem frische Knoblauchzehen in Scheiben geschnitten, schonend getrocknet und zu Pulver vermahlen werden. Aus dem Knoblauchtrockenpulver

Kapseln mit flüssigem Inhalt

Kapseln enthalten Knoblauchinhaltsstoffe in flüssiger, in Öl gebundener Form. Dabei können die Knoblauchöle auf zwei unterschiedliche Arten gewonnen werden:

● *Knoblauch-Ölmazerate*:
Zerkleinerte Knoblauchzehen
werden mit Pflanzenölen vermischt, danach abgepreßt und
anschließend getrocknet (vom
Wasser befreit). Die so gewonnenen Ölmazerate enthalten
die Folgeprodukte des Allicins,
wie zum Beispiel *Vinyldithiine*,
Allyl-Sulfide und *Ajoene*.

● *Knoblauch-Destillationsöle:*
Nur Bei diesem Verfahren werden
geringer zerkleinerte Knoblauchzehen in
Körper- Wasser aufgeschwemmt und
geruch anschließend wird der wasser-
unlösliche Teil (Öl) abdestilliert.
Sie enthalten vorwiegend die
durch den Hitzeabbau des Allicins entstandenen *Oligosulfide*.

Ölmazerate und Destillations-
öle sind bisher noch nicht standardisiert. Eine Standardisierung auf Vinyldithiine
beziehungsweise Sulfide ist im
Gespräch.

Lassen Sie sich vom Apotheker beraten

Wenn Sie genaue Auskunft über die
Präparate, deren Inhaltsstoffe, Wirkungen und Dosierungen haben wollen,
suchen Sie am besten das Gespräch mit
Ihrem Apotheker. Er wird Sie gerne bera-
ten und Ihnen Auskünfte über die
Zusammensetzung, den Wirkstoffgehalt
und die Qualität der Produkte geben.

Übersicht über Knoblauch- präparate

Bei Knoblauchpräparaten, so
wie sie auch in der nachfolgenden Zusammenstellung aufgeführt sind, finden Sie sogenannte *Monopräparate* und
Kombinations-Präparate:

● Monopräparate enthalten
allein die Inhaltsstoffe des
Knoblauchs.

● Den Kombinationspräparaten
sind darüber hinaus weitere
Substanzen wie beispielsweise
Vitamine und/oder andere
pflanzliche Inhaltsstoffe zuge-
fügt. Auf diese Weise können
Sie deren sich gegenseitig
ergänzende Wirkung nutzen.
Je nachdem, was für Sie am
besten geeignet ist, können Sie
Knoblauch in Form von Tabletten, Dragees, Kapseln oder als
Saft einnehmen.

Die Zusammenstellung auf den
nachfolgenden Seiten gibt
Ihnen einen Überblick über die **Wichtige**
Knoblauchpräparate, die derzeit **Präparate**
am häufigsten auf dem Markt **auf einen**
erhältlich sind, erhebt jedoch **Blick**
keinen Anspruch auf Vollstän-
digkeit.
Alle Angaben, insbesondere die
über die Anwendungsgebiete,
sind Herstellerangaben.

Eine Auswahl gängiger Knoblauchpräparate

	Monopräparate *Dragees mit Knoblauchpulver*	
Handelsname	Ilja Rogoff Forte	Kneipp®, Knoblauch-Dragées N
Anwendungsgebiete	Zur Vorbeugung altersbedingter Gefäßveränderungen, zur Unterstützung diätetischer Maßnahmen bei erhöhten Blutfettwerten	Zur Vorbeugung altersbedingter Gefäßveränderung (allgemeine Arterienverkalkung)
Dosierung	3mal täglich 2 Dragees	3mal täglich 2 Dragees
Vertriebsform	apothekenpflichtig	frei verkäuflich
	Kapseln mit flüssigem Knoblauchauszug	
Handelsname	biovit Knoblauchöl-Kapseln	Ravalgen aktiv
Anwendungsgebiete	Zur Vorbeugung altersbedingter Gefäßveränderungen, bei Spannungsverlust und Leistungsabfall, fördert die Vitalität und die Regeneration von Körperzellen; traditionell angewendet zur Unterstützung der Organfunktionen	Zur Vorbeugung altersbedingter Gefäßveränderungen
Dosierung	3mal täglich 1 Kapsel	4 Kapseln täglich
Vertriebsform	frei verkäuflich	apothekenpflichtig

Übersicht über Knoblauchpräparate

Knoblauch-Perlen spezial 250	**Kwai® N**	**Zirkulin Knoblauch-Dragees forte**
Traditionell angewendet zur Vorbeugung altersbedingter Gefäßveränderungen	Zur Vorbeugung altersbedingter Gefäßveränderungen. Zur Unterstützung diätetischer Maßnahmen bei erhöhten Blutfettwerten	Traditionell angewendet zur Vorbeugung altersbedingter Gefäßveränderungen. Zur Unterstützung diätetischer Maßnahmen bei erhöhten Blutfettwerten
3mal täglich 2 Dragees	3mal täglich 3 Dragees	Mehrmals täglich 1–2 Dragees, bis zu 9 Dragees pro Tag
frei verkäuflich	apothekenpflichtig	frei verkäuflich

Tegra	**Vitagutt® Knoblauch 300**	
Zur Unterstützung diätetischer Maßnahmen bei erhöhten Blutfettwerten, zur Vorbeugung altersbedingter Gefäßveränderungen	Zur Vorbeugung altersbedingter Gefäßveränderungen	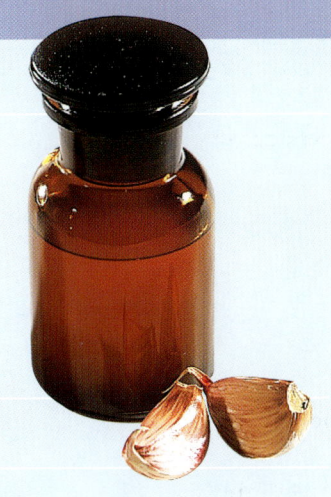
2mal täglich 1 Dragee	2–3mal täglich 1 Kapsel	
apothekenpflichtig	freiwillig apothekengebunden	

(Fortsetzung nächste Seite)

Knoblauchpräparate

	Monopräparate *Knoblauchsäfte*	
Handelsname	florabio naturreiner Heilpflanzensaft Knoblauch	Schoennenberger natur- reiner Heilpflanzen- saft Knoblauch
Anwendungsgebiete	Zur Vorbeugung altersbedingter Gefäß- veränderungen (allgemeine Arteriosklerose), zur Unterstützung diätetischer Maßnahmen bei erhöhten Blutfettwerten	Zur Vorbeugung alters- bedingter Gefäßver- änderungen (allgemeine Arteriosklerose), zur Unterstützung diätetischer Maßnahmen bei erhöhten Blutfettwerten
Dosierung	1mal täglich 10 ml	1mal täglich 10 ml
Vertriebsform	freiwillig apothekengebunden	frei verkäuflich
	Kombinationspräparate	
Handelsname	Ilja Rogoff Knoblauchpillen mit Rutin	Klosterfrau Aktiv Kapseln V
Anwendungsgebiete	Zur Vorbeugung und Behandlung von Alterungs- prozessen des Gefäßsystems sowie zur Besserung der Folgeerscheinungen wie zu hoher Blutdruck, Schlaf- störungen, Schwindel und Benommenheit. Weiterhin bei Magen-Darm- Störungen	Aktivierung der Leistungs- fähigkeit, bei Müdigkeits- erscheinungen und Verschleißkrankheiten, zur Steigerung der körper- lichen und geistigen Spann- kraft, bei allgemeiner Arteriosklerose, gegen Alters erscheinungen, zur Anregun der Darmtätigkeit. Traditionell angewendet zur Stärkung und Kräftigung zur Unterstützung der Organ funktionen, zur Vorbeugung
Dosierung	täglich 4–6 Dragees	3mal täglich 2 Kapseln
Vertriebsform	apothekenpflichtig	frei verkäuflich

Kombinationspräparate		
Kneipp® **Knoblauchpflanzensaft**	**Alligoa® Plus**	**Doppelherz**
Unterstützend bei Bluthochdruck, allgemeiner Arteriosklerose, Verdauungsstörungen	Verbessert die Leistungsfähigkeit und das Wohlbefinden, gegen vorzeitige Abnutzungs- und Alterserscheinungen, insbesondere des Gefäßsystems (Arterienverkalkung)	Zur Verhütung früher Alters-beschwerden und allgemeinen Arterienverkalkung; zur Unterstützung von Kreislauf und Herz
2–3mal täglich 1 Eßlöffel	3mal täglich 2 Dragees	3mal täglich 1–2 Kapseln
frei verkäuflich	apothekenpflichtig	frei verkäuflich
Sanhelios 333	**Solaguttae®** **Knoblauch Kapseln** **mit Weißdorn** **und Mistel**	**Zirkulin** **Knoblauch-Perlen** **mit Weißdorn,** **Rutin und Mistel**
Zur Verhütung vorzeitiger Altersbeschwerden und allgemeiner Arterienverkalkung sowie von Magen- und Darmbeschwerden, Erschöpfung und Reizbarkeit. Sie fördern den Gallefluß, unterstützen Herzfunktion, Kreislauf und normalen Blutdruck, verbessern die Sauerstoffzufuhr zum Herzen, erhöhen die Widerstandskraft, wirken belebend und erhalten jung	Zur Vorbeugung gegen Altersbeschwerden und allgemeine Arterienverkalkung. Traditionell angewendet zur Unterstützung der Organfunktion und zur Vorbeugung bei Magen-, Gallen- und Darmbeschwerden	Beugt vorzeitigen Alterserscheinungen sowie allgemeiner Arterienverkalkung vor, trägt zur Verhütung funktioneller Herz- und Kreislaufbeschwerden bei
1–3mal täglich 1 Kapsel	3mal täglich 1–2 Kapseln	3mal täglich 2 Perlen
frei verkäuflich	frei verkäuflich	frei verkäuflich

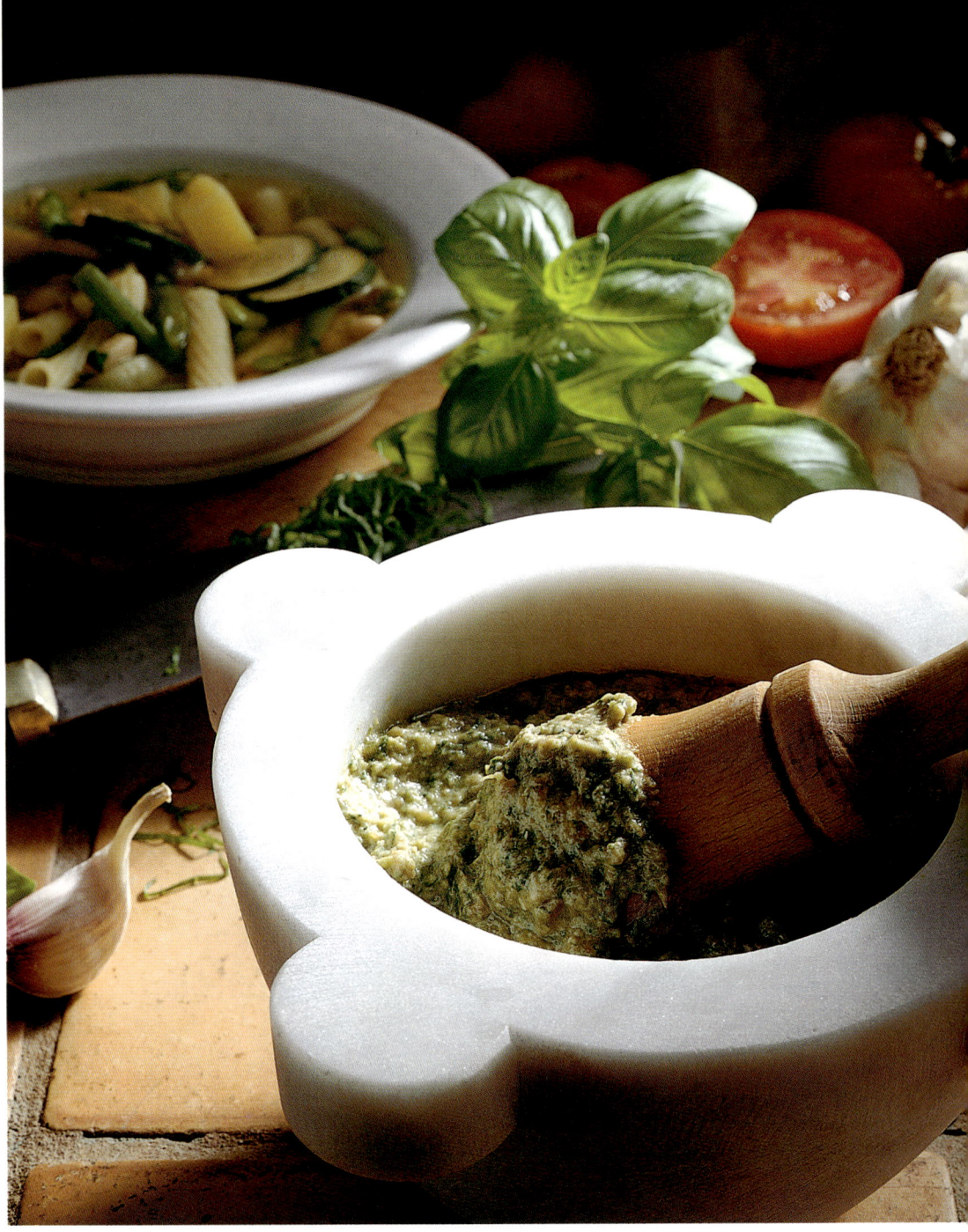

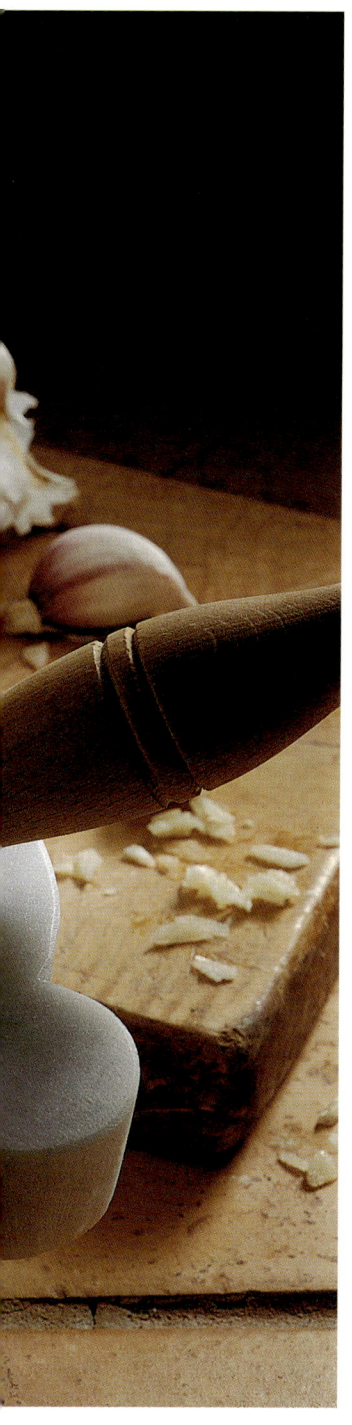

Die besten Knoblauch-rezepte

Mit Knoblauch macht es Spaß, etwas für die Gesundheit zu tun. Knoblauch bietet nicht nur die Heilkräfte der Natur, sondern auch höchste Gaumen-freuden. In vielen Ländern rund um den Globus würzt er auf vielfältige Art schmackhafte Gerichte. Besonders beliebt ist er in Frankreich und den Mittelmeerländern. Holen Sie sich den Duft und Geschmack Ihrer Urlaubsländer in die heimische Küche. Die folgende kleine Auswahl köstlicher altbekannter und neuer Rezepte wird Ihnen Lust auf mehr bereiten. Die Gerichte sind einfach zuzubereiten und wecken auch bei weniger Geübten die Freude am Kochen. Gartenfreunde können sich zudem ihren frischen Knoblauch selbst anbauen. Wichtige Tips für die richtige Sortenauswahl, Erntezeit und Lagerung helfen Ihnen dabei.

Knoblauch im Garten

Bereits die alten Griechen und Römer hatten ihre oft beschriebenen »Knoblauchgärtchen«, in denen sie die heilsame Gewürzpflanze anbauten und pflegten. Seit jenen fernen Tagen hat sich der Anbau grundsätzlich nicht verändert.

Die geeignete Sorte auswählen

**Auch
der Hobby-
gärtner
sollte auf
die richtige
Sorte achten**

Der Anbauerfolg ist davon abhängig, welches Pflanzgut Sie auswählen. Nach den Empfehlungen der Bayerischen Landesanstalt für Bodenkultur und Pflanzenanbau in Freising sind folgende Sorten für Deutschland gut geeignet:

● Stamm
● Burgenland
● Thüringer
● Ungarischer

Pflanzgut von diesen Sorten können Sie entweder im Saatguthandel kaufen oder über spezielle Betriebe des »Erzeugerring Heil- und Gewürzpflanzen Bayern e.V.« (siehe Adressen, Seite 94) beziehen.

Wie der Knoblauch am besten gedeiht

Für gute Erträge braucht der Knoblauch tiefgründige, mittelschwere Böden, er verträgt jedoch keine Staunässe. Deshalb sind Sandböden ebenso ungeeignet wie feuchte Standorte. Am besten gedeiht Knoblauch in warmen und sonnigen Gegenden.

Pflanzen im Herbst

Die Aussaat beziehungsweise das Pflanzen erfolgt zwischen Mitte September und Mitte Oktober. Halten Sie dabei einen Abstand von 8 bis 15 Zentimetern in der Reihe und von 25 Zentimetern zwischen den Reihen ein. Für gut ausgebildete, kräftige Zwiebeln ist eine Pflanztiefe von 7 bis 8 Zentimetern notwendig, damit sie im Winter nicht hochfrieren. Außerdem haben Pflanzversuche in Bayern gezeigt, daß bei dieser Pflanztiefe im Knoblauch mehr Alliin gebildet wurde als bei geringerer Pflanztiefe.

Düngen

Damit Ihr Knoblauch gut gedeiht, ist richtiges Düngen wichtig:

● Düngen Sie vor der Pflanzung mit phosphat- und kaliumhaltigen Düngern.

● Etwa 3 Wochen nach dem Austrieb im folgenden Frühjahr, etwa zwischen April und Mai, geben Sie eine Stickstoffdüngung hinzu.Während der Wachstumszeit sollten Sie den Boden je nach Bedarf 2- bis 3mal durchhacken und von Unkraut befreien.

Ernten im Sommer

Wenn Sie optimale Ernten erzielen wollen, pflanzen Sie den Knoblauch jährlich an wechselnden Standorten, so daß dieselbe Stelle erst wieder nach 4 bis 5 Jahren belegt wird. Geerntet wird der Knoblauch im darauffolgenden Jahr Ende Juli/Anfang August. Den Reifegrad prüfen Sie, indem Sie an verschiedenen Stellen einzelne Pflanzen ausgraben. Wenn sich die Zehen unter der Zwiebelhaut bereits deutlich abzeichnen, die Hüllschale aber noch fest und unverletzt ist, ist der gewünschte Reifegrad erreicht. Ein äußeres Anzeichen dafür ist auch, wenn die Pflanzen ein-

Nach der Ernte braucht der Boden eine Ruhezeit

knicken und das obere Drittel der Blätter vergilbt. Frühjahrssorten werden ab März gesteckt und Ende Juli geerntet. Sie bringen zwar geringere Erträge, sind jedoch besser lagerfähig.

Richtig lagern

Nach der Ernte sollten die Knoblauchzwiebeln an einem trockenen, kühlen und gut belüfteten Ort nachtrocknen. Auch der getrocknete Knoblauch liebt es kühl und luftig. Gut aufbewahren läßt er sich in Zeitungspapier. Sie können die anhängenden trockenen Schäfte auch zu Knoblauchzöpfen flechten.

Zwiebel wird an Zwiebel gelegt und das Kraut zu Zöpfen geflochten.

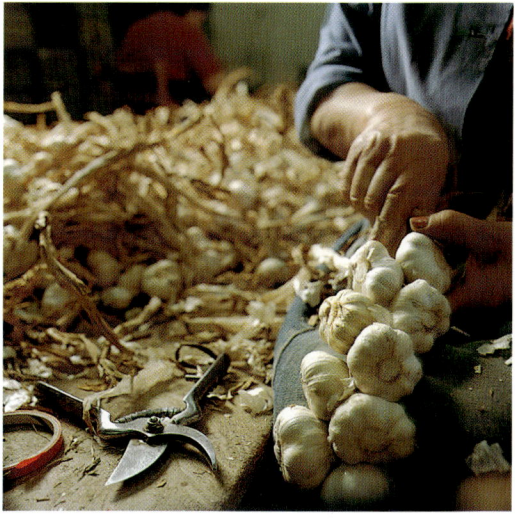

Rezepte aus dem sonnigen Süden

Knoblauch-brot – hier mit fein-gehackten Kräutern. Genießen Sie Knoblauch alleine, zu zweit, mit Freunden oder der Familie. Es gibt viele, abwechslungsreiche Gerichte, die mit Knoblauch eine ganz besondere Note erhalten. Probieren Sie sich einfach durch die Rezeptbücher – von einem Land zum anderen. Auch Ihrer

eigenen Phantasie sind keine Grenzen gesetzt. Der angenehme Nebeneffekt: Mit Knoblauch verwöhnen Sie nicht nur Ihren Gaumen, Sie tun auch etwas für Ihre Gesundheit. Als kleiner Einstieg ist die folgende Auswahl internationaler Gerichte gedacht:

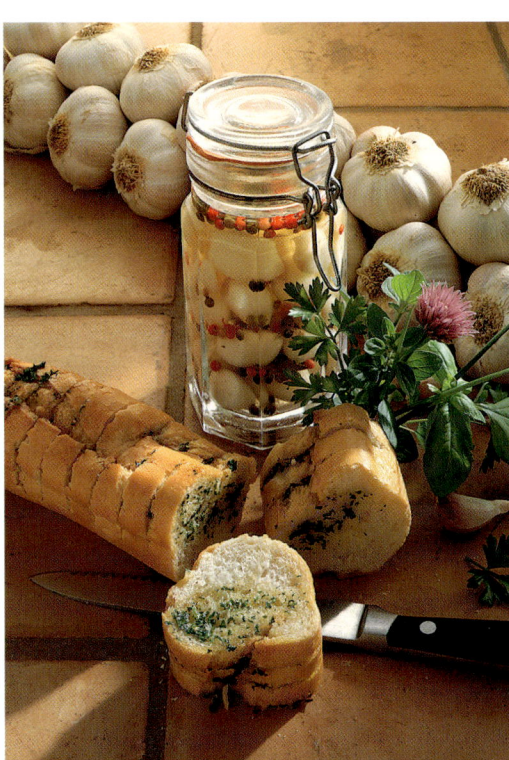

Mediterrane Vorspeisentafel

Zu den Vorspeisen passen Oliven, Peperoni, gebratenes Gemüse wie Zucchini und Paprikaschoten und frisches Gemüse wie Gurken und Tomaten.

Stangen-weißbrot oder grie-chisches Fladenbrot gehören zu jedem Vorspeisen-gericht

Knoblauchbrot (Italien)

125 g weiche Butter
6 Knoblauchzehen
Salz, Pfeffer
1 Stangenweißbrot

▶ Die Butter in eine Schüssel geben, den Knoblauch durch die Presse dazu drücken, pfeffern, salzen und gut mischen.

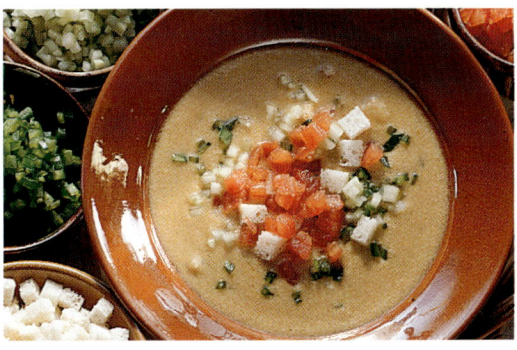

Sehr beliebt bei jungen Leuten ▶ Das Brot im Abstand von 2 cm schräg bis zur unteren Kruste einschneiden. Die Knoblauchbutter zwischen die Einschnitte streichen.

▶ Das Brot locker in Alufolie einwickeln und im vorgeheizten Ofen bei 220 °C ungefähr 15 Minuten backen.

Bruschetta (Italien)

1 große, reife Fleischtomate
3 Knoblauchzehen
3 TL Olivenöl
5 Blätter frisches Basilikum
Salz, Pfeffer
1 Stangenweißbrot
1 Knoblauchzehe zum
Einreiben

Paßt gut zum Begrüßungs-Prosecco ▶ Die Fleischtomate kurz blanchieren, enthäuten und in kleine Würfel schneiden. Die Knoblauchzehen und das Basilikum fein hacken und zugeben. Alles mit Olivenöl, Salz und Pfeffer vermischen und für mindestens 1 Stunde in den Kühlschrank stellen.

▶ Das Brot in Scheiben schneiden und toasten. Jede Scheibe wird mit der Knoblauchzehe eingerieben.

▶ Die Tomaten-Knoblauch-Mischung auf den Brotscheiben verteilen und die Bruschetta gleich servieren.

Gazpacho – kalte Gemüsesuppe (Spanien)

1 Gurke
1 Zwiebel
2 grüne Paprikaschoten
3 reife Tomaten
4 Knoblauchzehen
200g Semmelbrösel
Saft von 1 Zitrone
2 EL Weinessig
8 EL Olivenöl
1 l Eiswasser
Petersilie, Schnittlauch,
Salz, Pfeffer

Die Suppe mit rohem Gemüse erfrischt an heißen Sommertagen und eignet sich für jedes Partybuffet.

▶ Gurke schälen, Paprika von den Kernen befreien, Tomaten kurz blanchieren und die Haut abziehen. Das Gemüse in kleine Würfel schneiden. Von jeder Sorte einen Teil beiseite stellen. Den Rest im Mixer pürieren, in eine Schüssel geben und den Zitronensaft, den Weinessig und das Olivenöl einrühren.

▶ Zwiebel hacken, Knoblauch durchpressen und zusammen mit den Semmelbröseln unter die Gemüsemischung heben. Anschließend wird das Eiswasser mit einem Schneebesen unter den Brei eingearbeitet. Für 2 Stunden in den Kühlschrank stellen.

▶ Die Petersilie und den Schnittlauch fein wiegen. Vor dem Servieren noch einmal gut durchrühren und mit den fein gewiegten Kräutern bestreuen. Das zurückbehaltene Gemüse gesondert zu der Suppe reichen.

Knoblauch auf provenzalische Art (Frankreich)

24 Knoblauchzehen
500 g frische Champignons
4 EL Butter
1 EL Zitronensaft
Salz, Cayennepfeffer

▶ Die Knoblauchzehen schälen und im siedenden Wasser 5 Minuten ziehen lassen. Dann herausnehmen und grob hacken. Die Pilze putzen und feinwiegen.

▶ Die Butter in einer Kasserolle schmelzen lassen, Knoblauch und Champignons darin etwa 10 Minuten dünsten. Mit **Dazu paßt** Zitronensaft, Salz und Cayen- **Baguette** nepfeffer würzen.

Tzatziki (Griechenland)

1 Gurke
1 Becher griechischer Joghurt oder saure Sahne (10 % Fett)
2 Knoblauchzehen
1 EL Olivenöl
Salz, Pfeffer

▶ Die Gurke schälen, fein raspeln, salzen und einige Minuten stehen lassen.

▶ Dann die geraspelten Gurken fest ausdrücken, mit dem durchgedrückten Knoblauch, dem Joghurt und dem Olivenöl verrühren. Salzen und pfeffern. Gut gekühlt servieren.

Tzatziki, die kalte Gurkenspeise, ist schnell zubereitet. Sie schmeckt mit Fladenbrot, aber auch mit Pellkartoffeln.

Gebratene Auberginen mit Nuß-Knoblauch-Soße (Griechenland)

4 mittelgroße Auberginen
Salz, Pfeffer
Mehl zum Bestäuben
Olivenöl zum Braten
Für die Sauce:
100 g Weißbrot ohne Rinde
60 g Haselnüsse
4 Knoblauchzehen
$1/_8$ l Gemüsebrühe
2 EL Olivenöl
2 EL Weinessig
Saft einer $1/_2$ Zitrone
Salz, Pfeffer

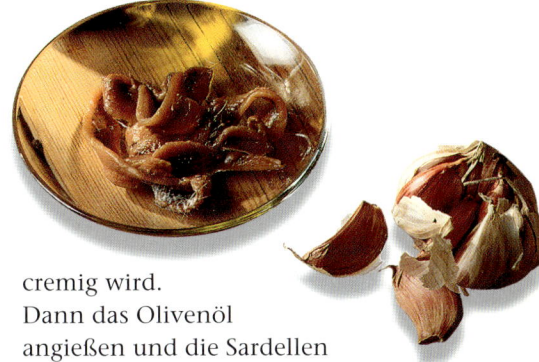

▶ Auberginen in $1/2$ cm dicke Scheiben schneiden, leicht salzen und pfeffern, mit Mehl bestäuben und in heißem Öl von beiden Seiten braten. Die Auberginen warmstellen.

▶ Das Weißbrot in kaltem Wasser 10 Minuten einweichen, dann ausdrücken. Zusammen mit den Nüssen, dem Knoblauch, dem Essig und dem Öl mit dem Schneidestab des Handrührers pürieren. Mit so viel Gemüsebrühe verdünnen, daß eine dickflüssige, sämige Sauce entsteht. Mit Salz und Pfeffer würzen.

Schmeckt auch zu Fleisch und Fisch

▶ Die Soße über die Auberginen gießen und servieren. Sie paßt auch zu gebratenen Zucchini, und gegartem Blumenkohl oder Broccoli.

Heiße Sardellensoße (Italien)

6 bis 8 Knoblauchzehen
100 g Sardellenfilets (Anchovis)
50 g Butter
$1/8$ l Olivenöl

▶ Die Knoblauchzehen schälen und in hauchdünne Scheiben schneiden. Die Sardellenfilets fein wiegen.

▶ Die Butter in einer Pfanne bei schwacher Hitze schmelzen lassen, den Knoblauch hinzugeben und so lange rühren, bis er

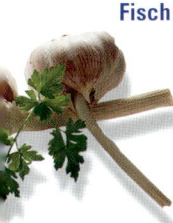

cremig wird.
Dann das Olivenöl angießen und die Sardellen unterrühren. Alles zusammen 10 Minuten bei schwacher Hitze ziehen lassen.

▶ Auf dem Tisch halten Sie die Sardellenbutter auf einem Rechaud warm. In die Sauce wird Stangenweißbrot getunkt. Dazu ißt man rohes, in mundgerechte Stücke geschnittenes Gemüse wie Artischockenherzen, Paprikastreifen, Möhren- und Gurkenstifte oder Selleriestangen.

Mit Sardellen und Knoblauch mixen Sie eine leckere Soße zum Dippen oder fürs Fleischfondue.

Hummus – Kichererbsen-Sesam-Creme (Türkei)

1 Dose Kichererbsen (Abtropfgewicht 240g)
$1/8$ l Gemüsebrühe
3 Knoblauchzehen
4 EL Sesamöl (Reformhaus, Asienladen)
Saft von 1 Zitrone
Kreuzkümmelpulver, Chilipulver, Paprikapulver, Salz

▶ Die Kichererbsen auf einem Sieb abtropfen lassen und in eine Schüssel mit hohem Rand geben. Gemüsebrühe, durchgedrückten Knoblauch, Sesamöl, Zitronensaft zugeben und alles mit dem Schneidestab eines Handrührers pürieren. Ist die Creme zu fest, noch etwas Brühe oder Wasser zufügen.

▶ Die Creme mit Kreuzkümmel, Chilipulver und Salz würzen und auf einen flachen Teller streichen. Mit Paprikapulver verzieren und warm oder kalt servieren.

Die Creme wird mit Fladenbrotstückchen gedipt. Oliven, Gurken, Tomaten und Frühlingszwiebeln passen als Beilage.

▶ Die Spaghetti in reichlich Salzwasser *al dente* kochen.

▶ Knoblauch schälen und in hauchdünne Scheiben schneiden. In einer Pfanne das Olivenol erwärmen und den Knoblauch darin unter Rühren goldgelb werden lassen. Den Peperoncino mit einem Messer zerdrücken und dazugeben.

▶ Die Nudeln abgießen und in eine vorgewärmte Schüssel schütten. Das Öl mit dem Knoblauch und dem Peperoncino über die Nudeln gießen, feingewiegte Petersilie darüber streuen und alles gut durchmischen.

Den Parmesankäse extra dazu reichen. Servieren Sie zu den Knoblauchspaghetti frischen Blattsalat.

Bekannt, beliebt und schnell zubereitet: Die »Spaghetti con aglio, olio e peperoncino« sind ein Fest für die Sinne.

Kleine und große Gerichte

(Rezepte für 4 Personen)

Anregendes aus Italien

Als Vor- oder Hauptspeise

Spaghetti mit Knoblauch und Olivenöl
500 g Spaghetti
5 bis 6 Knoblauchzehen
10 EL Olivenöl
1 Peperoncino (kleine, scharfe Paprikaschote), 1 Bund fein gewiegte Petersilie
geriebener Parmesankäse

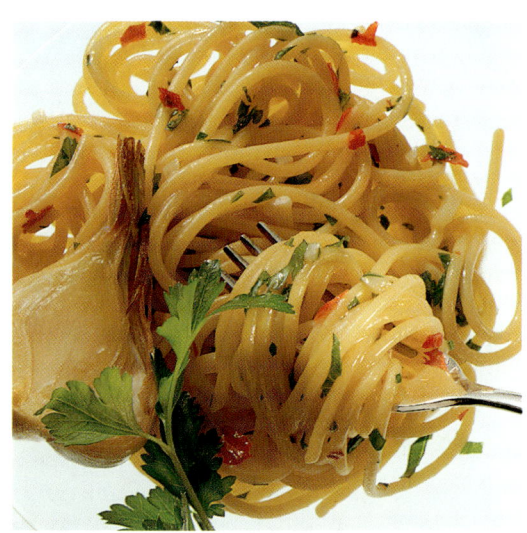

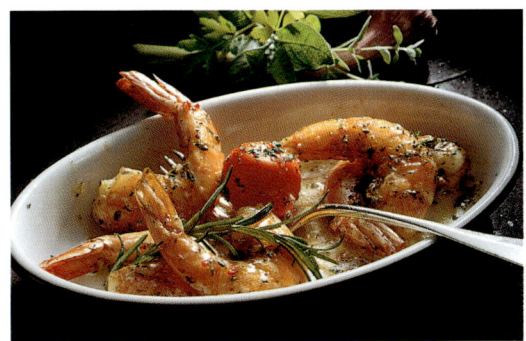

Leckeres aus Spanien

Mariniertes Kaninchen
1 küchenfertiges Kaninchen
(etwa 1,3 kg)
4 Knoblauchzehen
6 EL Olivenöl
5 Salbeiblätter
1 Zweig frischer Rosmarin
Saft einer Zitrone
1 EL Weinessig
Salz, schwarzer Pfeffer
1 Glas Weißwein

Frische Garnelen können Sie meistens schon gekocht und geschält kaufen.

Edles aus Frankreich

Riesengarnelen mit Knoblauch
6 Knoblauchzehen
Chilipulver
12 gekochte Riesengarnelen-
schwänze (frisch oder
tiefgefroren)
Salz, 1 Bund frische Petersilie
Butter zum Braten

▶ Die geschälten Knoblauchzehen in feine Scheiben schneiden und in einer Pfanne in Butter bei schwacher Hitze unter
ständigem Rühren goldgelb
anbraten.
▶ Chili hinzufügen und die
Garnelen etwa 5 Minuten in
der Knoblauchbutter erwärmen.
▶ Salzen und mit der feingewiegten Petersilie bestreut servieren.
Als Vorspeise mit frischem
Baguette oder als kleines Hauptgericht mit Reis und Salat servieren.

▶ Das Kaninchen in 4 Stücke
teilen.
▶ Aus Olivenöl, Zitronensaft,
Essig, zerdrücktem Knoblauch,
feingewiegten Kräutern, Pfeffer
und Salz eine Marinade rühren.
Die Kaninchenstücke darin
unter gelegentlichem Wenden
mindestens 3 Stunden
ziehen lassen.

Servieren Sie das Kaninchen mit Stangenbrot oder Salzkartoffeln.

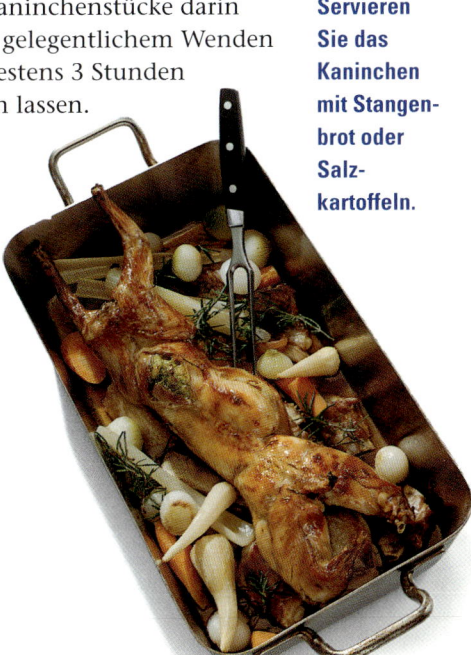

Das Fleisch zusammen mit der Marinade in einen Bräter geben und zugedeckt im vorgeheizten Backofen bei 180 °C etwa 60 Minuten schmoren lassen. Ab und zu mit der Bratensoße begießen.

Den Weißwein angießen und ohne Deckel weiterbraten, so lange bis das Fleisch leicht gebräunt ist.

Knoblauch paßt hervorragend zu einfachen Spinatgerichten

Blattspinat mit Pinienkernen und Rosinen
1 kg frischer Spinat
3 Knoblauchzehen
4 EL Olivenöl
50 g Rosinen
1 EL Zitronensaft
weißer Pfeffer, Salz

Den Blattspinat verlesen, lange Stiele abzwicken und waschen. In einem großen Topf reichlich Wasser mit Salz aufkochen, den Spinat darin etwa 2 Minuten blanchieren. Dann den Spinat in einem Sieb kalt abschrecken und gut abtropfen lassen.

Das Öl in einer Pfanne erhitzen. Die Pinienkerne darin unter Rühren anrösten, bis sie goldgelb sind. Rosinen und fein gehackten Knoblauch zugeben und kurz mitbraten. Dann den Spinat unterrühren, mit Zitronensaft, Salz und Pfeffer würzen und etwa 5 Minuten schmoren.

Als Beilage oder Vorspeise

Ideal als warme Beilage zu mariniertem Kaninchen oder anderem gebratenen Fleisch und Fisch; lauwarm oder abgekühlt als Vorspeise servieren.

Gemüse aus der Türkei

Gefüllte Tomaten und Paprikaschoten
4 Fleischtomaten
4 grüne, runde Paprikaschoten
300 g gehacktes Lammfleisch
4 EL Olivenöl
1 Zwiebel
1 altbackenes Brötchen
3 Knoblauchzehen
Salz, schwarzer Pfeffer

Auch mit Auberginen, Zucchini und Zwiebeln

Von den Tomaten einen Deckel abschneiden und mit einem Teelöffel aushöhlen. Das Fruchtfleisch fein hacken. Von den Paprikaschoten auf der Stengelseite einen Deckel abschneiden und die Kerne herausnehmen. Die Deckel beiseite stellen.

Das Brötchen würfeln und in kaltem Wasser einweichen.

Zwiebel in kleine Würfel schneiden und in 2 EL Öl in einer Pfanne glasig dünsten. Hackfleisch zugeben und etwa 5 Minuten braten. Das ausgedrückte Brötchen, den durchgepreßten Knoblauch, die Tomatenwürfel, Salz und Pfeffer mit dem Hackfleisch mischen.

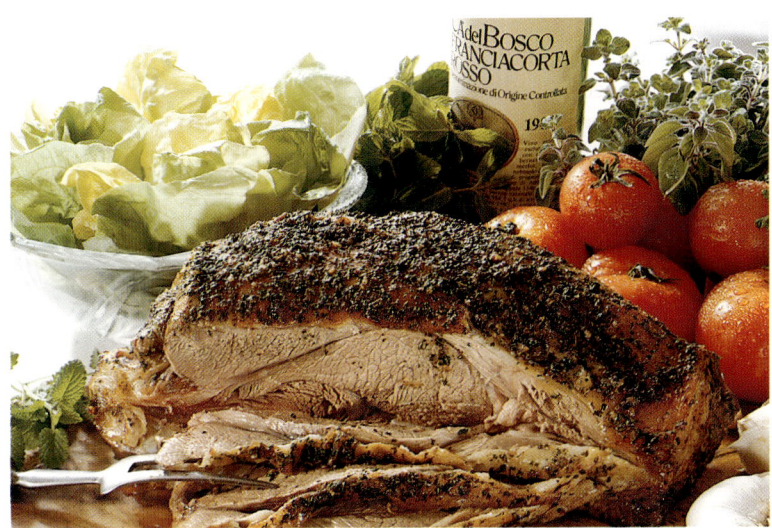

Als Beilage zum Lamm können Sie grüne Bohnen und Salzkartoffeln reichen, oder einen bunten Gemüsereis.

▶ Die Tomaten und die Paprikaschoten mit der Fleischmasse füllen und die Deckel aufsetzen. Das Gemüse in eine feuerfeste **Zu Reis,** Form setzen und ringsum 2 EL **Fladenbrot** Olivenöl verteilen. Im Backofen **oder Salz-** bei 200 °C etwa 45 Minuten **kartoffeln** braten. Gelegentlich etwas Wasser oder Gemüsebrühe aufgießen.

Herzhaftes aus Griechenland

Lammkeule mit Knoblauch
1 Lammkeule (1,5 kg)
6 Knoblauchzehen
Salz, Pfeffer
je 1 Zweig frischer Rosmarin und Thymian (ersatzweise getrocknet)
4 EL Olivenöl

▶ Die Knoblauchzehen schälen und in Stifte schneiden. Die Lammkeule mit den Stiften gleichmäßig spicken, dabei mit einem spitzen Messer ungefähr 1 cm tief in das Fleisch stechen und die Stifte hineinschieben. Mit Salz, Pfeffer, Rosmarin und Thymian einreiben, in den Bräter legen und mit Öl begießen. Eventuell mehrere Stunden oder über Nacht ziehen lassen.

▶ Im Ofen bei 220 °C etwa 2 bis 2 $1/2$ Stunden braten. Während der Garzeit wiederholt etwas Wasser eingießen und mit einem Pinsel den an der Bräterwand haftenden Fond auflösen. Die Lammkeule ist gar, wenn das Fleisch von der Fleischgabel leicht herunterrutscht.

Zum Nachschlagen

Bücher, die weiterhelfen

Pospisil, Edita, Middeke, Völker, *Bluthochdruck senken ohne Medikamente*, Trias, Stuttgart

Ulmer, Günter A., *Gesundheitsbrunnen Knoblauch*, G. Tuningen

aus dem Gräfe und Unzer Verlag:

Adam, Cornelia, *GU Küchenratgeber Mit Knoblauch*

Kolb, Klaus, Mittner, Frank, *Gedächtnistraining – Fix im Kopf, mehr Erfolg im Alltag*

Mansmann, Vinzenz Dr., *Total erschöpft – Mit Naturheilmitteln zu neuer Energie*

Maren Franz, *Schwarzkümmel–Heilkraft aus der Natur*

Pospisil, Edita, *Cholesterinspiegel senken*

Pospisil, Edita, *GU Kompaß Cholesterin*

Prinzenberg, Ernst Dr., *Ginseng – Jung und vital ein Leben lang*

Schmidt, Sigrid, *Immunsystem schützen und gezielt stärken*

Schwarz, Aljoscha A., Ronald Schweppe, *Johanniskraut – Neuer Schwung und innere Harmonie*

Adressen, die weiterhelfen

Erzeugerring für Heil- und Gewürzpflanzen
Tal 35
80331 München

Kneipp-Bund e. V.
Adolff-Scholz-Allee 6
86825 Bad Wörishofen

Paritätischer Wohlfahrtsverband
Heinrich-Hoffmann-Straße 3
60528 Frankfurt

ZÄN – Zentralverband der Ärzte für Naturheilverfahren
Alfredstr. 21
72250 Freudenstadt

Sachregister

Impressum

Redaktion: Doris Birk
Lektorat:
Andrea Koppenleitner
Bildredaktion:
Christine Majcen-Kohl
Fotoproduktion: Reiner Schmitz
Styling: Jeanette Heerwagen
Weitere Fotos:
AKG: S. 10, 13, 14; Bavaria: S. 68
(Stock Image); Bilder Pur Oka-
pia: S. 30; Stock Food Eising:
S. 9, 19, 21, 87, 89, 90, 93;
Gudrun Kaiser: S. 59; Mike
Masoni: S. 70; Mauritius: S. 51;
Pictor: S. 35, 66; Hans Reinhard:
S. 8, 43, Christophe Schneider:
S.50; Teubner: S. 3, 17, 26, 33,
40, 65, 82/83, 85, 86, 88, 91;
Tony Stone: U1 (C. Everad),
S. 24 (J. Darell), 27 (B. Forster),
37 (P. Correz)
Graphik: sXe-Grafik
Layout und Umschlaggestal-
tung: Heinz Kraxenberger
Gesamtherstellung:
Renate Hausdorf
Lithos: Fotolito Longo,
I-Frangart
Druck: Appl, Wemding
Bindung: Sellier, Freising
Printed in Germany

ISBN 3-7742-3768-9

Auflage	4.	3.	2.	1.
Jahr	2001	00	99	98